摂食嚥下

ポケットブックmini

| 監修 |

稲川利光

令和健康科学大学リハビリテーション学部・学部長・教授

Gakken

＜監修者略歴＞

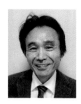

稲川 利光（いながわ としみつ）

令和健康科学大学 リハビリテーション学部
学部長・教授
カマチグループ関東本部 リハビリテーション
関東統括本部長（兼務）
リハビリテーション専門医・指導医
医学博士

略歴

1979年	九州大学農学部卒業
1982年	九州リハビリテーション大学校理学療法科卒業
	福岡市内の病院に理学療法士として勤務
1993年	香川医科大学医学部卒業
1994年	NTT東日本伊豆病院リハビリテーション科勤務
2005年	NTT東日本関東病院リハビリテーション科勤務
2018年	原宿リハビリテーション病院勤務
2022年より現職	

著書

「リハビリの心と力（第3版）―かかわることで学んだ輝く命のStory―」
（Gakken）
「肺炎にならない！のどを強くする方法」（大和書房）
「リハビリテーションポケットブック」（Gakken）
「老人ケアの元気ぐすり」（医学書院）
「あんたは名医だ」（筒井書房）など多数

共著

「リハビリテーションビジュアルブック（第2版）」（Gakken）
「摂食嚥下ビジュアルリハビリテーション」（Gakken）
「整形外科ビジュアルリハビリテーション」（Gakken）
「遊びリテーション」（医学書院）など多数

はじめに

　摂食嚥下障害は，脳卒中などの中枢性疾患，パーキンソン病などの神経疾患，肺炎や肺気腫などの呼吸器疾患などで多くみられる障害です．

　高齢者においては，上記の疾患ではなくても，転倒後の歩行不安，風邪などによる臥床，食欲低下による低栄養などが原因で心身の活動性が低下することで，摂食嚥下障害は高率にみられるようになります．

　医療や介護の現場では，「患者さんをみたら摂食嚥下障害を疑え！」，「お年寄りをみたら飲み込みに注意！」と言われる昨今，摂食嚥下障害への基本的な知識をもち，正確な技術をもって迅速な対策を行うことは，私たち医療や介護にかかわる者にとって非常に重要であり，緊急の課題となっています．

　本書は摂食嚥下に関して必要な解剖とその機能，摂食嚥下障害が発生する機序とその評価法，摂食嚥下障害に対する治療や訓練法，栄養管理や口腔ケアについても触れて，一冊にまとめたものです．

　コンパクトな本ですが，医療や介護の現場で必要な内容をすべて網羅し，図・表を駆使してビジュアルでわかりやすく解説しています．ポケットやバッグに入れて携帯すれば，いつでも，どこでも，必要な時にサッと開いて活用できるよう構成しています．

　医師，看護師，セラピスト，介護福祉士など臨床や介護の現場にかかわるスタッフには非常に便利な本になったと自負しています．

　「口から食べる」こと，「おいしいものをおいしく食べる」ことは，何ものにもまさる大きな喜びであり，生きがいにつながる大切な要素です．

　本書が，患者さんに寄り添い，適切なケアができる一助となり，一人でも多くの方の笑顔につながれば，と願っています．

　本書の発刊にあたり，編集の黒田周作さん，大内ゆみさんには大変お世話になりました．この場を借りてお礼申し上げます．

2023年9月

稲川利光

CONTENTS

第2章
間接訓練

第3章
直接訓練

編集協力:大内ゆみ
カバー・本文デザイン:星子卓也
本文イラスト:青木隆デザイン事務所,日本グラフィックス

摂食嚥下リハに必要な解剖・メカニズム

1 口腔・咽頭・喉頭の解剖

■口腔の解剖

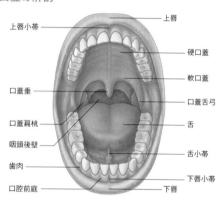

- 上唇
- 上唇小帯
- 硬口蓋
- 軟口蓋
- 口蓋垂
- 口蓋舌弓
- 口蓋扁桃
- 舌
- 咽頭後壁
- 舌小帯
- 歯肉
- 下唇小帯
- 口腔前庭
- 下唇

■舌の解剖

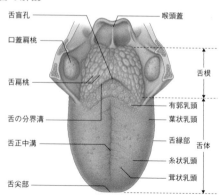

- 舌盲孔
- 喉頭蓋
- 口蓋扁桃
- 舌根
- 舌扁桃
- 有郭乳頭
- 葉状乳頭
- 舌の分界溝
- 舌縁部
- 舌正中溝
- 糸状乳頭
- 茸状乳頭
- 舌尖部
- 舌体

■咽頭・喉頭の解剖

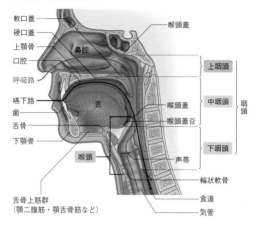

軟口蓋
硬口蓋
上顎骨
口腔
呼吸路
嚥下路
歯
舌骨
下顎骨
喉頭
舌骨上筋群
（顎二腹筋・顎舌骨筋など）

鼻腔
舌
喉頭蓋
上咽頭
中咽頭
喉頭蓋
喉頭蓋谷
下咽頭
声帯
輪状軟骨
食道
気管
咽頭

上咽頭：頭蓋底から硬口蓋と軟口蓋の移行部までの範囲
中咽頭：硬口蓋と軟口蓋移行部から喉頭蓋谷底部までの範囲
下咽頭：喉頭蓋谷底部から輪状軟骨下縁の高さまでの範囲
喉頭：気管へ続く管状臓器．喉頭蓋の上縁から輪状軟骨下縁までの範囲

> ヒトは進化の過程で，直立した姿勢をとり，巧みに言葉を発するようになったことから，口腔〜咽頭・喉頭の機構が複雑化した．このため，呼吸路（空気の通り道）と嚥下路（食事の通り道）が咽頭部で交差し誤嚥を生じやすい．

Memo

3

■喉頭の解剖

真横から見たところ

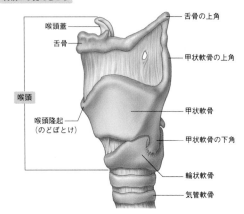

- 喉頭蓋
- 舌骨
- 喉頭
- 喉頭隆起（のどぼとけ）
- 舌骨の上角
- 甲状軟骨の上角
- 甲状軟骨
- 甲状軟骨の下角
- 輪状軟骨
- 気管軟骨

斜め後方から見たところ

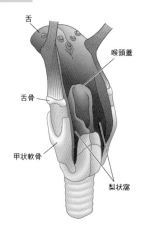

- 舌
- 喉頭蓋
- 舌骨
- 甲状軟骨
- 梨状窩

唾液腺の解剖

■唾液腺の解剖

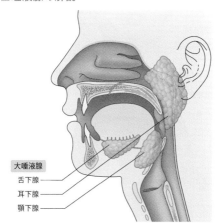

大唾液腺
舌下腺
耳下腺
顎下腺

耳下腺，顎下腺，舌下腺の3つを大唾液腺という．
小唾液腺として，口唇腺，頬腺，舌腺，口蓋腺などがある．

■大唾液腺の特徴

	耳下腺	顎下腺	舌下腺
分泌の割合	20～30%	60～70%	数%
性状	漿液性	粘液性＋漿液性	粘液性
支配神経	IX舌咽神経	VII顔面神経	VII顔面神経
開口部	口腔前庭	舌下小丘	舌下小丘

※唾液は唾液腺で1日1～1.5Lほどつくられる．

食道の解剖・構造

■食道の解剖

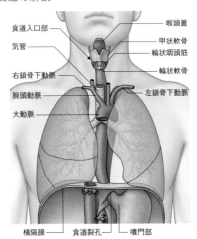

食道入口部 ─ 喉頭蓋
気管 ─ 甲状軟骨
─ 輪状咽頭筋
右鎖骨下動脈 ─ 輪状軟骨
腕頭動脈 ─ 左鎖骨下動脈
大動脈 ─

横隔膜 ── 食道裂孔 ── 噴門部

■食道の構造

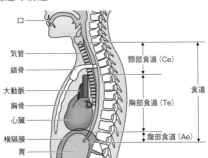

口
気管
鎖骨 ── 頸部食道 (Ce)
大動脈
胸骨 ── 胸部食道 (Te) ── 食道
心臓
横隔膜 ── 腹部食道 (Ae)
胃

(榮木実枝監：がん看護ビジュアルナーシング．p.225，Gakken，2015)

④ 舌骨筋群の解剖

■舌骨上筋群

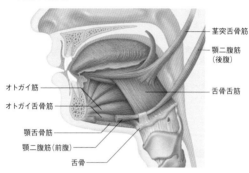

茎突舌骨筋

顎二腹筋
（後腹）

舌骨舌筋

オトガイ筋

オトガイ舌骨筋

顎舌骨筋

顎二腹筋（前腹）

舌骨

■舌骨上筋群・舌骨下筋群

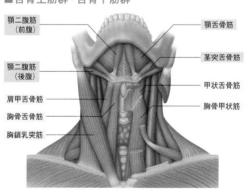

顎二腹筋
（前腹）

顎舌骨筋

顎二腹筋
（後腹）

茎突舌骨筋

肩甲舌骨筋

甲状舌骨筋

胸骨舌骨筋

胸骨甲状筋

胸鎖乳突筋

▦ 舌骨上筋群　　　　▦ 舌骨下筋群

5 摂食嚥下のメカニズム（5期モデル）

■先行期（認知期・捕食期）

食物を認識・判断して口に運ぶまでの過程

視覚や嗅覚から食物の情報を得ることで，唾液の分泌が促され，食べる準備が整っていく．

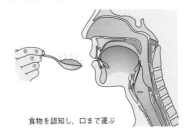

食物を認知し，口まで運ぶ

■口腔準備期（食塊形成期）

食物が咀嚼され，唾液と混ぜ合わされて飲み込むのに適した大きさ・形状に整えられる（食塊形成）．食塊形成が不十分な場合，後に続く嚥下に影響する．

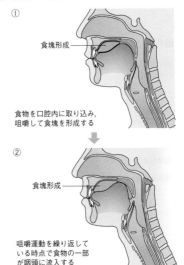

①

食塊形成

食物を口腔内に取り込み，咀嚼して食塊を形成する

②

食塊形成

咀嚼運動を繰り返している時点で食物の一部が咽頭に流入する

■口腔期（食塊移送期）

形成された食塊が口腔内から咽頭に送り込まれる.

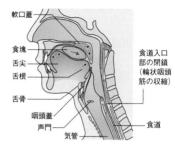

軟口蓋
食塊
舌尖
舌根
舌骨
咽頭蓋
声門
気管
食道入口部の閉鎖（輪状咽頭筋の収縮）
食道

■咽頭期

嚥下反射により食塊が食道に運びこまれる. 嚥下反射のタイミングがずれると誤嚥のリスクが高くなる.

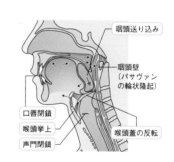

咽頭送り込み
咽頭壁（パサヴァンの輪状隆起）
口唇閉鎖
喉頭挙上
声門閉鎖
喉頭蓋の反転

■食道期

食塊が食道を通り胃に送られる.

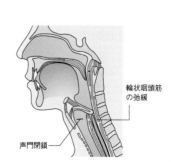

輪状咽頭筋の弛緩
声門閉鎖

9

6 摂食嚥下障害の病態

■舌・顎の機能障害

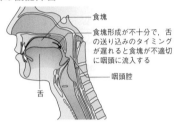

食塊

食塊形成が不十分で，舌の送り込みのタイミングが遅れると食塊が不適切に咽頭に流入する

咽頭腔

舌

■軟口蓋の挙上不全

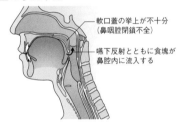

軟口蓋の挙上が不十分（鼻咽腔閉鎖不全）

嚥下反射とともに食塊が鼻腔内に流入する

■喉頭挙上不全

食道入口部の弛緩不全

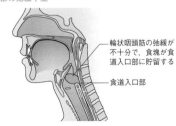

輪状咽頭筋の弛緩が不十分で，食塊が食道入口部に貯留する

食道入口部

喉頭挙上不全

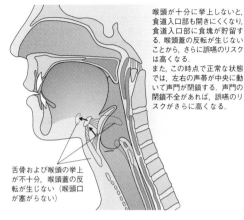

喉頭が十分に挙上しないと,食道入口部も開きにくくなり,食道入口部に食塊が貯留する.喉頭蓋の反転が生じないことから,さらに誤嚥のリスクは高くなる.
また,この時点で正常な状態では,左右の声帯が中央に動いて声門が閉鎖する.声門の閉鎖不全があれば,誤嚥のリスクがさらに高くなる.

舌骨および喉頭の挙上が不十分,喉頭蓋の反転が生じない(喉頭口が塞がらない)

喉頭蓋の反転ができず食塊の量が多い場合

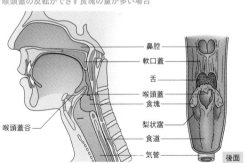

鼻腔
軟口蓋
舌
喉頭蓋
食塊
喉頭蓋谷
梨状窩
食道
気管

後面

食塊が喉頭に侵入している(食塊が少量であれば喉頭蓋が反転できない場合でも誤嚥は防げるが,食塊の量が増えると誤嚥しやすくなる).

■声帯の運動障害（声帯麻痺）

嚥下反射の発現後，声帯が閉じて息が止まる「息こらえ」が起こらないため，咽頭内圧が高くならず食塊がスムーズに咽頭を通過できない．
声帯の運動障害の原因：脳梗塞や肺がんなどで生じる反回神経麻痺，呼吸機能の低下など

声帯の運動にかかわる神経

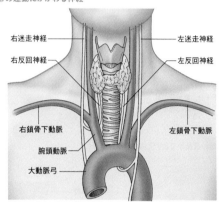

右迷走神経 — 左迷走神経
右反回神経 — 左反回神経
右鎖骨下動脈 — 左鎖骨下動脈
腕頭動脈
大動脈弓

（毛束真知子：絵でわかる言語障害—言葉のメカニズムから対応まで—. p.51, Gakken, 2013）

反回神経麻痺による声帯の位置

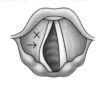

右側麻痺により，外転して開いたままの声帯．呼吸は可能だが，嗄声となる．声門閉鎖が不完全となり，誤嚥につながりやすい．

正常発声時の正中位にある声帯．両側麻痺によりこの位置で固定すると，呼吸できなくなる．

（毛束真知子：絵でわかる言語障害—言葉のメカニズムから対応まで—. p.51, Gakken, 2013）

摂食嚥下機能の観察と評価

スクリーニング

■摂食嚥下機能の把握に必要な情報

意識レベル	Japan Coma Scale（JCS）・Glasgow Coma Scale（GCS）（p.16〜19）
病歴	・脳卒中，呼吸器疾患などの既往 ・放射線治療，手術（頭頸部，食道）の既往，そのほかの基礎疾患（神経筋疾患），糖尿病など
呼吸器状態	・呼吸状態（p.20），SpO₂の変化（p.48），咳嗽・喀痰（p.21），聴診所見（p.22〜24）
循環動態	・血圧，心拍数の変化
胃腸症状	・食欲，下痢，便秘の有無
口腔，咽頭 粘膜の状態	・汚染，乾燥，潰瘍，炎症，口臭など ・義歯の有無と適合，う歯 ・歯肉の腫脹，出血など
体温，体重	・発熱の有無 ・体重の変化
一般臨床検査	胸部X線，心電図，CT，MRI 血液生化学検査（CRP，白血球数・分画，貧血，血清鉄，アルブミンなど）：栄養状態，脱水，電解質バランスなど
服用薬剤	・嚥下障害発症のリスク：抗不安薬，抗精神病薬 ・唾液分泌低下：抗コリン薬
生活様式	・家族構成，ADL，食生活・食嗜好および変化，体重変化
認知機能	（p.25〜27）
脳神経	（p.32〜37）
構音・音声 障害	嗄声，声量，明瞭度の評価（p.38〜39），標準ディサースリア検査（AMSD）
口腔・咽頭の 反射	（p.40〜41）
身体所見	・呼吸コントロール：息止め，随意的な咳の強さ ・頸部・体幹の可動域と動きの制御：麻痺，失調，不随意運動（p.42〜45） ・知覚（感覚）障害（p.46〜47） ・筋力，筋萎縮，筋肉量の測定
栄養状態	・主観的包括的栄養評価（SGA）：体重変化，身体所見，食事摂取量の変化，消化器症状など（p.124） ・客観的栄養評価（ODA）：身長，体重，BMI，身体計測，筋肉量測定など（p.125）

■嚥下障害を疑う主な症状

むせ
- どのような物・時にむせるか
- 頻度はどのくらいか

痰の性状・量
- 食物残渣はないか
- 食事後に量が増えていないか

流涎の有無
- 口角から流涎がみられる
- 口を開いたとき流涎が出る

咽頭異常感・食物残留感
- 部位はどこか
- どのようなものが残りやすいか

食思不振
- いつ頃からあるか
- 体重変化はあるか

食事時間の延長
- 口の中に食べ物を溜めてなかなか飲まないなど、食事時間の延長があるか

食事時間の疲労
- 食事に伴う低酸素血症はないか

咳
- 食事中や食後の咳は多いか
- 夜間の咳はないか

嚥下困難感
- 噛みにくさ・飲みにくさは食品によって差があるか

声質の変化
- 食後に声の変化はないか
- がらがら声（湿性嗄声）ではないか

食事内容の変化
- 飲み込みやすい食べ物だけを選んでいないか

食べ方の変化
- 上を向いて食べる、汁物と交互に食べる、口からこぼれるなど、食べ方の変化はあるか

口腔・咽頭の汚れ・乾燥
- 著しい歯垢はないか
- 食物残渣はないか
- 口臭はないか
- 痰や唾液の付着はないか

舌の状態・動き
- 乾燥していないか
- 舌苔があるか
- 挺舌や左右への動きは良好か

※流涎（りゅうぜん）：よだれのこと
　挺舌：（ていぜつ）：舌を前に突き出すこと

15

■意識レベル Japan Coma Scale（JCS）

Ⅰ. 刺激しないでも覚醒している状態
（せん妄，錯乱，気を失う：1桁で表現）

| 1点 | だいたい意識清明だが，いまひとつはっきりしない |

| 2点 | 見当識障害がある |

ここは…？

ここはどこですか？

| 3点 | 自分の名前，生年月日がいえない |

名前は……？

名前を教えて下さい

Ⅱ. 刺激すると覚醒する状態
（刺激をやめると眠り込む）（昏迷，嗜眠，傾眠：2桁で表現）

| 10点 | 普通の呼びかけで容易に開眼する |

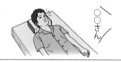

○○さん

| 20点 | 大きな声または身体を揺さぶることにより開眼する |

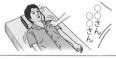

○○さん
○○さん

| 30点 | 痛み刺激を加えつつ，呼びかけを繰り返すとかろうじて開眼する |

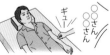

ギュー

○○さん
○○さん

■意識レベル JCS（つづき）

| Ⅲ. 刺激をしても覚醒しない状態 |
| （昏睡，半昏睡：3桁で表現） |

100点　痛み刺激に対し，払いのけるような動作をする

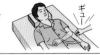

200点　痛み刺激で少し手足を動かしたり，顔をしかめる

300点　痛み刺激に反応しない

Memo

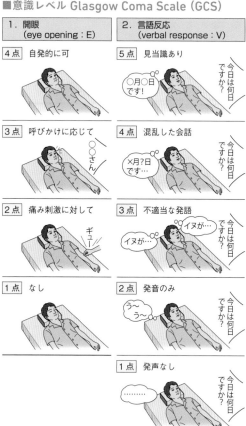

1. 開眼 （eye opening：E）	2. 言語反応 （verbal response：V）
4点 自発的に可	5点 見当識あり
3点 呼びかけに応じて	4点 混乱した会話
2点 痛み刺激に対して	3点 不適当な発語
1点 なし	2点 発音のみ
	1点 発声なし

■意識レベル GCS（つづき）

3．運動反応（motor responce：M）

6点 命令に応じて可

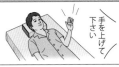

手を上げて下さい

5点 局所的にある

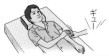

ギュー

4点 痛み刺激から逃避する

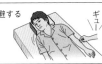

ギュー

3点 異常な屈曲運動

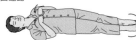

2点 伸展反射

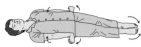

1点 体動なし

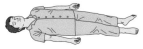

注）E，V，M の反応の合計点を求め，重症度評価をする
　　最も重症が３点，
　　最も軽症が 15 点
例）E3 V4 M5→合計 12 点となる

■呼吸状態

観察ポイント：呼吸数，換気量，リズム

	分類	呼吸数/分	換気量/回	呼吸型	主な疾患・状況
	正常呼吸 eupnea	成人： 12〜20	6〜8 mL/kg		―
呼吸数と換気量の異常	頻呼吸 tachypnea	増加 (25以上)	増減なし		肺炎，肺塞栓症，肺水腫，気管支喘息，胸膜痛など
	徐呼吸 bradypnea	減少 (12以下)	増減なし		頭蓋内圧亢進，アルコール多飲，麻酔時など
	多呼吸 polypnea	増加	増加		過換気症候群
	過呼吸 hyperpnea	増減なし	増加		過換気症候群
	低呼吸 hypopnea	増減なし	減少		睡眠時，神経・筋疾患など
	減弱呼吸 oligopnea	減少	減少		脳死期，臨死期，麻痺，肺胞低換気症候群など
リズムの異常	チェーン-ストークス呼吸 Cheyne-Stokes			過呼吸→低呼吸 →無呼吸	尿毒症，心不全，中枢神経系障害，薬物による呼吸抑制など
	クスマウル呼吸 Kussmaul			深く大きい	糖尿病ケトアシドーシス，尿毒症など（代謝性アシドーシスの代償）
	ビオー呼吸 Biot			不規則呼吸→無呼吸	主に延髄付近での脳腫瘍，脳外傷，髄膜炎など
努力呼吸	鼻翼呼吸	気道を少しでも広げようと鼻翼が張って鼻孔が大となり，喉頭を下に大きく動かすように呼吸する			重篤な呼吸不全
	下顎呼吸	口や下顎をパクパクして必死に気道を広げ，空気を体内に取り入れようと呼吸する			死亡直前，重篤な呼吸不全
	陥没呼吸	胸郭内が強い陰圧になるため，吸気時に胸壁（肋間腔・胸骨部など）がへこむ．胸壁が未完成な新生児や未熟児の呼吸障害を示す			特発性呼吸窮迫症候群（IRDS）

20

■咳嗽・喀痰

咳嗽の種類

種類	性質
乾性咳嗽	空咳
	痰を伴わない咳
湿性咳嗽	痰を伴う湿った咳
犬吠様咳嗽 (けんばい)	犬が吠えるように「ケンケン」と聞こえる咳
喘鳴 (ぜんめい)	ゼーゼー，ヒューヒュー
	聴診器を用いなくても患者の側にいて聴取できる狭窄音

(道又元裕他監：ICUビジュアルナーシング．p.58, Gakken, 2014)

痰の性状による分類

分類	性状	病態
泡沫性痰	泡沫状	肺循環のうっ血による漏出液
漿液性痰	さらさら	肺・気管支毛細管の透過性亢進
	透明で水様性	
粘液性痰	半透明	気管支腺で杯細胞(さかずき)からの粘液分泌亢進
	白色粘稠性	
粘液膿性痰	粘液性	粘液分泌亢進に感染が加わる
膿性痰	膿性	細菌・真菌感染による
血痰	血性	気道・肺からの出血

(道又元裕他監：ICUビジュアルナーシング．p.54, Gakken, 2014)

Memo

■聴診─部位と順序

左右交互に行う．聴診と打診部位は同じ．

前胸部

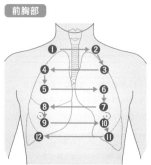

※前胸部左側では心臓を避け，脇の肺野で聴取

側胸部

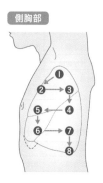

背部

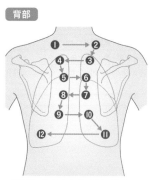

※肺下葉に注意：無気肺や肺炎が発生しやすい

22

■聴診—呼吸音の領域

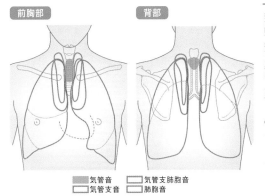

前胸部　　**背部**

■ 気管音　　□ 気管支肺胞音
□ 気管支　　□ 肺胞音

■聴診—正常と異常呼吸音

聴診所見	部位	正常時	音の図	異常時
肺胞音	肺野末梢	吸気>呼気3：1 やわらかく，最も低調な音 呼気時は初期のみ小さく聴取	吸気　呼気	減弱・消失：無気肺，胸水貯留，肺気腫，気胸
気管支肺胞音	胸骨上部肩甲骨間	吸気=呼気1：1 強度・音調ともに肺胞音，気管音の中間的な音		この部位以外で聴かれた場合
気管音	頸部気管周囲	吸気<呼気2：3 高強音，呼気時がより高く長い		

■聴診所見

肺音の分類

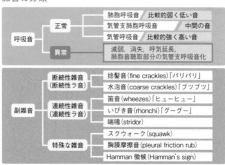

	分類	タイミング	特徴	病態	主な疾患
断続性雑音	捻髪音 (fine crackles)	吸気相後期	細かい 高調性 短い	呼気時に虚脱した末梢気道の吸気時における再開放 吸気 ∧ 呼気	間質性肺炎
	水泡音 (coarse crackles)	吸気相初期 から 呼気相初期	粗い 低調性 やや 長い	気道内での分泌物などの液体貯留	肺炎 気管支炎 心不全
連続性雑音	笛音 (wheezes)	呼気相	高調性	末梢気管支の狭窄	喘息 COPD 気管支炎
	いびき音： 呼気性喘鳴 (rhonchi)	呼気相と 吸気相	低調性	比較的太い気道の狭窄	気道分泌物
	喘鳴： 吸気性喘鳴 (stridor)	吸気相	高調性	上気道狭窄	上気道異物 （異物誤嚥） 喉頭浮腫 声帯機能不全

凡例	捻髪音 ✕✕	水泡音 ●●	笛（様）音 〜〜〜	いびき（様）音 ∧∧∧

■認知機能の検査

	検査の名称	略語	咳嗽の性質
スクリーニング	改訂長谷川式簡易知能評価スケール	HDS-R	見当識・記憶・注意機能など
	Mimi-Mental State Examination	MMSE	見当識・記憶・注意機能・言語・視空間認知など
	Japanese Version of Montreal Cognitive Assessment	MoCA-J	見当識・記憶・注意機能・言語・視空間認知・実行機能・概念的思考など
	日本語版 COGNISTAT 認知機能検査	COGNISTAT	覚醒水準・見当識・注意・言語・構成能力・記憶・計算・推理
	時計描画テスト	CDT	視空間認知・プランニングなど
	The Seven Minute Screen	7MS	時間見当識・記憶・視空間認知・言語表出
	Memory Impairment Screen	MIS	言語性記銘力
記憶	ウェクスラー記憶検査	WMS-R	記憶全般（言語性記憶・視覚性記憶・注意・集中・遅延再生）
	日本版リバーミード行動記憶検査	RBMT	日常記憶全般（言語・視空間・近時記憶・即時記憶）
	聴覚言語性学習検査	AVLT	言語性記憶
	Benton 視覚記銘検査	BVRT	視覚認知・視覚記銘力・視覚構成能力
	三宅式記憶力検査		言語性記憶
	標準言語性対連合学習検査	S-PA	言語性記憶
	Rey-Osterrieth 複雑図形検査	ROCFT	視覚記銘力
知能	ウェクスラー知能検査	WAIS-Ⅲ	知能全般（言語性知能・動作性知能）
	レーヴン色彩マトリックス検査	RCPM	視空間認知・推理能力
言語	標準失語症検査	SLTA	言語機能全般
認知	標準高次視知覚検査	VPTA	視覚・視空間・地誌的認知機能
行為・遂行	前頭葉機能検査	FAB	前頭葉機能（概念化・柔軟性・運動プログラミング・行動抑制）
	標準高次動作性検査	SPTA	行為・構成など

■認知機能の検査─
Mini Mental State Examination（MMSE）

	質問内容	回答	得点
1（5点）	今年は何年ですか？ 今の季節は何ですか？ きょうは何曜日ですか？ きょうは何月何日ですか？	年 曜日 月 日	0　1 0　1 0　1 0　1 0　1
2（5点）	ここは何県ですか？ ここは何市（町・村・区など）ですか？ ここは何病院ですか？ ここは何階ですか？ ここは何地方ですか？	県 市 階 地方	0　1 0　1 0　1 0　1 0　1
3（3点）	検者は3個の物品（相互に無関係名）を1秒間に1個ずつ言う．その後，被験者に繰り返させる （正答1個につき1点，3個すべて言うまで繰り返す［6回まで］）		0　1　2　3
4（5点）	100から順に7を引く（5回まで） あるいは「フジノヤマ」を逆唱させる		0　1　2 3　4　5
5（3点）	3で示した物品名を再度復唱させる		0　1　2　3
6（2点）	（時計を見せながら）これは何ですか？ （鉛筆を見せながら）これは何ですか？		0　1　2
7（1点）	次の文章を繰り返させる 「みんなで力を合わせて綱を引きます」		0　1
8（3点）	（3段階の命令） 「右手にこの紙を持ってください」 「それを半分に折りたたんでください」 「机の上に置いてください」		0　1　2　3
9（1点）	（次の文章を読んで，指示に従ってください） 「眼を閉じなさい」		0　1
10（1点）	（何か文章を書いてください）		0　1
11（1点）	（次の図形をそのまま書き写してください） 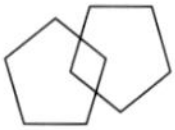		0　1
		合計得点	

※最高得点は30点で，23点以下の場合は認知症が疑われる

■認知機能の検査─
改訂長谷川式簡易知能評価スケール (HDS-R)

1	お歳はいくつですか？（2年までの誤差は正解）			0 1
2	今日は何年の何月何日ですか？ 何曜日ですか？（年月日，曜日が正解でそれぞれ1点ずつ）	年 月 日 曜日		0 1 0 1 0 1 0 1
3	私たちがいまいるところはどこですか？（自発的にでれば2点，5秒おいて家ですか？ 病院ですか？ 施設ですか？ のなかから正しい選択をすれば1点）			0 1 2
4	これから言う3つの言葉を言ってみてください．あとでまた聞きますのでよく覚えておいてください．（以下の系列のいずれか1つで，採用した系列に○印をつけておく）1：a) 桜 b) 猫 c) 電車 2：a) 梅 b) 犬 c) 自動車			0 1 0 1 0 1
5	100から7を順番に引いてください．（100－7は？，それからまた7を引くと？ と質問する．最初の答が不正解の場合，打ち切る）	(93) (86)		0 1 0 1
6	私がこれから言う数字を逆から言ってください．（6-8-2，3-5-2-9を逆に言ってもらう，3桁逆唱に失敗したら打ち切る）	2-8-6 9-2-5-3		0 1 0 1
7	先ほど覚えてもらった言葉をもう一度言ってみてください．（自発的に回答があれば各2点，もし回答がない場合以下のヒントを与え正解であれば1点）a) 植物 b) 動物 c) 乗り物			a：0 1 2 b：0 1 2 c：0 1 2
8	これから5つの品物を見せます．それを隠しますのでなにがあったか言ってください．（時計，鍵，タバコ，ペン，硬貨など必ず相互に無関係なもの）			0 1 2 3 4 5
9	知っている野菜の名前をできるだけ多く言ってください．（答えた野菜の名前を右欄に記入する，途中で詰まり，約10秒間待っても答えない場合にはそこで打ち切る）0～5＝0点，6＝1点，7＝2点，8＝3点，9＝4点，10＝5点			0 1 2 3 4 5
		合計得点：		

(加藤伸司ほか：改訂長谷川式簡易知能評価スケール (HDS-R) の作成．老年精神医学雑誌2 (11)：1342, 1991)

※基準値：30点満点，カットオフ値（認知症 / 非認知症）は20/21点．得点が低いほど機能低下を示す．

■ ADL評価—バーセルインデックス
　（Barthel Index：機能的評価）

● 「できるADL：訓練，または評価時に発揮される能力」を評価する

	independent	with help	dependent
1. 食事	10	5	0
2. 移乗	15	10〜5	0
3. 整容	5	0	0
4. トイレ	10	5	0
5. 入浴	5	0	0
6. 歩行	15	10	0
（車いす）	(5)	(0)	(0)
7. 階段昇降	10	5	0
8. 着替え	10	5	0
9. 排便	10	5	0
10. 排尿	10	5	0

合計点（　）点 /100（合計点数が高いほど自立度が高い）

食事
10：自立，自助具などの装着可．標準時間内に食べ終える
　5：部分介助（たとえば，おかずを切ってこまかくしてもらう）
　0：全介助

（車いすからベッドへの）移乗
15：自立，車いすのブレーキやフットレストの操作も含む（歩行自立も含む）
10：軽度の部分介助または監視を要する
　5：座ることは可能であるが，ほぼ全介助
　0：全介助または不可能

整容
　5：自立（洗面，整髪，歯磨き，髭剃り）
　0：部分介助または全介助

トイレ
10：自立，衣服の操作，後始末を含む．ポータブル便器などを使用している
　　場合はその洗浄も含む
　5：部分介助，身体を支える，衣服・後始末に介助を要する
　0：全介助または不可能

入浴
　5：自立
　0：部分介助または全介助

■ ADL 評価—バーセルインデックス
（Barthel Index：機能的評価）（つづき）

歩行
15：45m 以上歩行，補装具（車いす，歩行器は除く）の使用の有無は問わない
10：45m 以上の介助歩行，歩行器使用を含む
　5：歩行不能の場合，車いすにて45m 以上の操作可能
　0：上記以外

階段昇降
10：自立（手すりや杖を使用してもよい）
　5：介助または監視を要する
　0：不能

着替え
10：自立，靴，ファスナー，装具の着脱を含む
　5：部分介助，標準的な時間内，半分以上は自分で行える
　0：上記以外

排便コントロール
10：失禁なし，浣腸，坐薬の取扱いも可能
　5：ときに失禁あり，浣腸，坐薬の取扱いに介助を要する者も含む
　0：上記以外

排尿コントロール
10：失禁なし，尿器の取扱いも可能
　5：ときに失禁あり，尿器の取扱いに介助を要する者も含む
　0：上記以外

Memo

■ ADL評価―機能的自立度評価法（FIM）

● 7歳以上が対象
● 「しているADL：実生活で毎日行っている活動」を評価する

<table>
<tr><td rowspan="6">レベル</td><td>7. 完全自立（時間，安全性）
6. 修正自立（補助具使用）</td><td>介助者なし</td></tr>
<tr><td>部分介助
5. 監視（見守り）
4. 最小介助（患者自身で75%）
3. 中等度介助（50%以上）
完全介助
2. 最大介助（25%以上）
1. 全介助（25%未満）</td><td>介助者あり</td></tr>
</table>

セルフケア		入院時	退院時	フォロー アップ時
A. 食事	箸 スプーンなど			
B. 整容				
C. 入浴				
D. 更衣 （上半身）				
E. 更衣 （下半身）				
F. トイレ 動作				

排泄コントロール

	入院時	退院時	フォローアップ時
G. 排尿			
H. 排便			

■ADL評価─機能的自立度評価法（FIM）（つづき）

移乗		入院時	退院時	フォローアップ時
I. ベッド				
J. トイレ				
K. 風呂，シャワー	風呂			
	シャワー			
移動				
L. 歩行，車いす	歩行			
	車いす			
M. 階段				
身体機能合計		☐ /91	☐ /91	☐ /91
コミュニケーション				
N. 理解	聴覚			
	視覚			
O. 表出	音声			
	非音声			
社会的認知				
P. 社会的交流				
Q. 問題解決				
R. 記憶				
認知機能合計		☐ /35	☐ /35	☐ /35
合計		☐ /126	☐ /126	☐ /126

合計点数が高いほど障害度が低くなる
注意：空欄は残さないこと，リスクのために検査不能の場合はレベル1とする.

(Research Foundation of the State University of New York, 1990)

■嚥下機能をつかさどる脳神経

三叉神経（Ⅴ）	**運動** 両側性支配 　咀嚼筋（下顎・舌骨） **知覚** 一側性支配 　顔面，口腔内（歯肉・舌・口腔粘膜）→温冷・硬軟・ 　ぬるぬる・痛み 　舌前方2/3の知覚 **そのほか** 　一枝－眼神経 　二枝－上顎神経 　三枝－下顎神経
顔面神経（Ⅶ）	**運動** 　口唇閉鎖（下部は 一側性支配）， 　表情筋（上部核は 両側性支配） **知覚** 両側性支配 　舌前方2/3の味覚 **そのほか** 　唾液分泌（顎下腺・舌下腺）
舌咽神経（Ⅸ） **迷走神経（Ⅹ）**	**運動** 両側性支配 　嚥下運動（軟口蓋・咽頭，喉頭），食道入口部の開大 　（輪状咽頭筋），嚥下反射惹起 **知覚** 　味覚（舌咽：舌後方1/3，迷走：軟口蓋・咽頭） 　一般体性知覚・内臓知覚 **そのほか** 　唾液分泌（耳下腺）
舌下神経（Ⅻ）	**運動** 　一側性支配 　舌の可動（前後・上下左右・回旋）

32

■脳神経─三叉神経の検査

表在知覚

観察ポイント：左右の額，頬，顎の触覚と痛覚・温度覚，左右差の有無

手順：三叉神経の感覚枝（V_1，V_2，V_3）の部位ごとに触覚・痛覚・温度覚を調べる．

評価：顔面半側で触覚・痛覚・温度覚に障害→頭蓋底腫瘍

　　　各枝の領域で触覚・痛覚・温度覚に障害→帯状疱疹など

　　　触覚の障害→橋の主知覚核の障害（脳血管障害，脳幹グリオーマなど）

　　　痛覚・温度覚の障害→延髄から上位頸髄の障害（脊髄空洞症，上位頸髄腫瘍など）

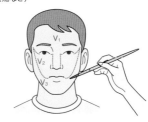

角膜反射

観察ポイント：刺激後の閉眼

手順：先を細くしたティッシュで角膜を軽く刺激

　　　※刺激する前に瞬きしないように，近づける方向と反対方向に側方視してもらう．

評価：正常→両眼とも閉眼する．

　　　両側で反射の減弱，消失→脳幹の障害

　　　片側で反射の減弱，消失→同側の反射弓（三叉神経～橋～顔面神経）の異常

■脳神経―顔面神経麻痺（中枢性と末梢性）

観察ポイント：顔面の額のしわ寄せ，閉眼動作，鼻唇溝，口角の状態

	中枢性	末梢性
額のしわ寄せ	温存①	消失②
閉眼動作	温存③	完全には閉眼できない（④）
鼻唇溝	浅くなる（⑤）	
口角	下がる（⑥）	

中枢性顔面神経麻痺
原因：上位（1次）運動ニューロン
　　　の障害（脳血管障害など）

末梢性顔面神経麻痺
原因：下位（2次）運動ニューロン
　　　の障害（ベル麻痺，ギラン・
　　　バレー症候群）

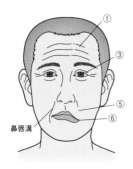

鼻唇溝

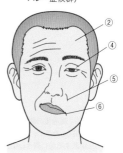

（落合慈之監：脳神経疾患ビジュアルブック．p.230，Gakken，2009）

■顔面神経麻痺でみられる特徴

ベル現象
完全に閉眼することができず，上転した眼球結膜がみえる．

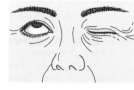

睫毛徴候：陽性
強く閉眼したときに障害側の睫毛が埋没しないで残る．

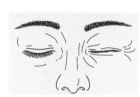

下部顔面筋の試験：陽性
手順：歯を出して「イー」と
　　　言わせる．
評価：陽性→口角は健側に
　　　引かれ，障害側の鼻
　　　唇溝は浅くなる．

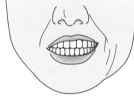

口唇閉鎖力の試験：陽性
手順：頬を膨らますように指
　　　示し，膨らんだ頬を
　　　指で押す．
評価：陽性→障害側の口角
　　　から空気が漏れる．

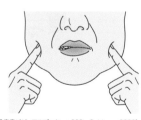

（落合慈之監：脳神経疾患ビジュアルブック．p.232, Gakken，2009）

■脳神経—舌下神経の検査

舌の観察

観察ポイント：舌の萎縮や攣縮の有無，左右の偏位

手順：舌を大きくまっすぐ出す（挺舌：ていぜつ）．

評価：舌が麻痺側に向かい萎縮や攣縮がない→核上性障害（腫瘍，脳血管障害，仮性球麻痺など）の片側性病変

舌が突出できない，萎縮や攣縮がない→核上性障害の両側性病変

麻痺側に偏位し萎縮や攣縮がある→核性または核下性障害（脊髄空洞症，大孔部腫瘍，進行性球麻痺など）の片側性病変

萎縮や攣縮があり，嚥下・構音障害→両側性の核性または核下性障害の両側性病変

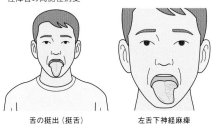

舌の挺出（挺舌）　　　　　左舌下神経麻痺

■脳神経—舌咽神経・迷走神経の検査

味の確認

舌の後ろ1/3に砂糖水か塩水をのせ，その味を当てる．

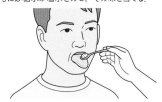

カーテン徴候の観察

観察ポイント：軟口蓋，口蓋弓の動き，左右差

手順：「アー」と声を出させる．

評価：麻痺があれば麻痺側の動きが悪くなる．

　　　一側の軟口蓋／咽頭麻痺→核性または核下性障害（下図）

　　　両側の軟口蓋／咽頭麻痺→両側性の核が障害：延髄の病変（脳

　　　血管障害，進行性球麻痺など），仮性球麻痺のように両側錐体

　　　路障害での不完全麻痺が多い．

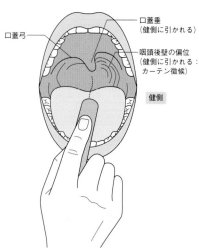

口蓋垂
（健側に引かれる）

口蓋弓

咽頭後壁の偏位
（健側に引かれる：
カーテン徴候）

健側

※口を十分に開けて，舌圧子で舌を下に押して嘔吐反射を起こさ
　せるか，または「アー」と発音させると，咽頭後壁が患側から健
　側に向かって引かれ，そして元に戻る．この咽頭の動きがカー
　テンの動きに似ていることからカーテン徴候といわれる．

■構音・音声障害

●嗄声，声量，明瞭度の評価

嗄声の評価基準（GRBAS分類）

評価項目評価		
Grade	総合的な評価	評価0は，嗄声のない正常音声
Rough	粗糙性嗄声	声帯振動の不規則性により生じる 原因：声帯ポリープ，声帯結節，喉頭がん，喉頭炎など
Breathy	気息性嗄声	声門閉鎖不全により生じる 原因：反回神経麻痺，声帯結節，声帯溝症など
Asthenic	無力性嗄声	声帯の質量と緊張の低下を示す 原因：音声衰弱症，重症筋無力症など
Strained	努力性嗄声	声帯の質量と緊張の増強を示す 原因：喉頭がん，痙攣性発声障害など

評価

それぞれの程度を
0：正常　　1：軽度　　2：中等度　　3：高度
で表す。（例：G1 R1 B1 A0 S0）

※GRBAS分類の評価基準を紹介するDVDも販売されているので，それらを尺度の参考にするとよい。

声量の評価基準

評価	状態
0	正常
1	声量十分，声質変化（嗄声）残存
2	声量若干低下
3	声量低下
4	おおむね有響成分が含まれる
5	しばしば有響成分が含まれる
6	常に失声化，咳は可能
7	常に失声化，咳もできない

最長発声持続時間（MPT：maximum phonation time）
自然な発声量で「ア」をできるだけ長く発声し，持続時間を測定する．
平均持続時間：20〜30秒程度
10秒未満の場合，声門閉鎖不全や肺活量の低下を疑う．

発話明瞭度の評価基準

評価	状態
1	よくわかる
1.5	1と2の間
2	ときどきわからない語がある
2.5	2と3の間
3	内容を知っていればわかる
3.5	3と4の間
4	ときどきわかる語がある
4.5	4と5の間
5	全く了解不能

Memo

■口腔・咽頭の反射

異常反射：下顎反射，口とがらし反射，吸てつ反射，咽頭反射の異常，
口蓋反射の異常

口とがらし反射

口を軽く開かせ，舌圧子などで上唇から口角に向かってを軽くこする．
口をとがらせる運動が起こると陽性．前頭葉または両側大脳広範の障害
にみられる現象である．乳幼児では正常でもみられる．

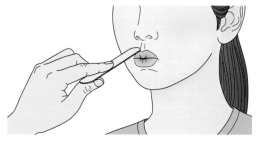

下顎反射

軽く開口した状態で，下唇直下のオトガイ部を軽く叩くと，両側の咬筋
の収縮により下顎が上昇する．正常ではほとんどみられない反射で明ら
かにみられるときは，橋の三叉神経核よりも上に障害があることを疑う．

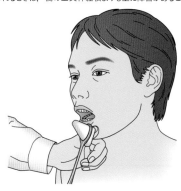

吸てつ反射（吸引反射）

上唇の中央を指先などで軽く叩くと，唇が突出してとがり口となれば陽性．中脳以上の部位での両側の錐体路障害（運動麻痺，病的反射の出現など）でみられる現象である．

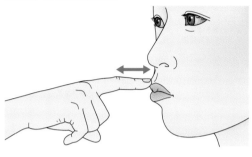

口蓋反射

綿棒で左右の前口蓋弓を軽くこすったときに，その側の軟口蓋が挙上する反射．偽性球麻痺で低下

咽頭反射

綿棒で咽頭後壁を軽くこすったときに軟口蓋が挙上する反射

Memo

■運動麻痺の型

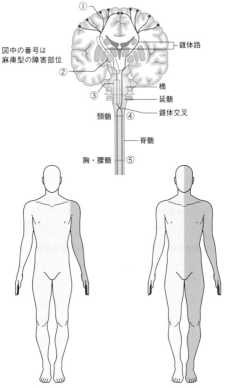

図中の番号は
麻痺型の障害部位

① 錐体路
② 橋
③ 延髄
④ 錐体交叉
頸髄
胸・腰髄 ⑤
脊髄

①単麻痺:
　一側の上肢または下肢のみの麻痺
　原因:対側運動野または頸部以下の
　　　　同側脊髄障害，末梢神経障害

②片麻痺:
　一側の上下肢麻痺
　原因:対側の錐体路病変

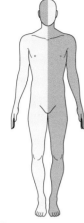

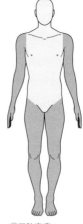

③交代性片麻痺：
　一側の片麻痺と反対側
　の脳神経麻痺
　原因：脳幹障害

④四肢麻痺：
　両側上下肢の麻痺
　原因：両側大脳，脳幹，
　　　　頸髄の障害

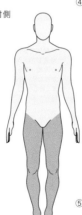

⑤対麻痺：
　両側下肢の麻痺
　原因：胸・腰髄の障害

■不随意運動

不随意運動	特徴	病変部位
振戦（tremor）	共同筋と拮抗筋のあいだに生じる相反性の規則的な運動（リズミカルなふるえ）	大脳基底核，小脳，中脳
ミオクローヌス（myoclonus）ピクッ	すばやく電撃的な非律動性運動（ピクッとする電撃的な不随意運動で，睡眠開始時などに生理的に起きることもある）	大脳皮質，脳幹，脊髄
チック（tic）まゆをピクピクさせる	体の一部に突然に生じる不規則で素早い動きや発声，同じパターンの繰り返しであることが多い（筋肉の非律動性で無目的な運動）	不明（心理的要因）
舞踏運動（chorea）	不規則で定型的ではなく随意運動のような自然さをもつ運動（舌を出したり顔をしかめたり，首を回す，肩をすくめるなど）	線条体，視床下核

■不随意運動 (つづき)

不随意運動	特徴	病変部位
バリズム (ballism)	舞踏運動より振幅が大きく, 上下肢を投げ出すような激しい動き	視床下核
アテトーゼ (athetosis)	四肢末梢にみられる比較的ゆっくりとした不規則で持続的な運動 (ゆっくりとくねらせるような動き)	不明
ジストニア (dystonia) 頸部のジストニア	筋緊張が異常に亢進し, 異常な姿勢をとっている状態 (痙性斜頸や書痙など)	大脳基底核, 感覚系
ジスキネジア (dyskinesia) 口をもぐもぐさせる	抗精神病薬, 抗パーキンソン病薬, 抗てんかん薬などの薬剤により誘発される不規則, 多様な不随意運動 (口をもぐもぐさせたり, 舌をペチャペチャさせるような動きなど)	

(落合慈之:脳神経疾患ビジュアルブック. p.59, Gakken, 2009)

45

■感覚障害

単一末梢神経障害
単一神経領域に一致した境界の明らかな感覚障害

手袋・靴下型感覚障害
多発性ニューロパチー（末梢神経障害）による手や足の末梢に特に強い触覚・痛覚・温度覚障害

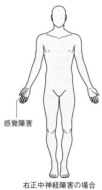

感覚障害

右正中神経障害の場合

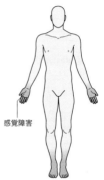

感覚障害

多発性ニューロパチーの場合

ブラウン・セカール（Brown-Séquard）症候群
脊髄半側障害による同側の病変レベル以下の運動麻痺，深部覚障害と反対側の温痛覚脱失

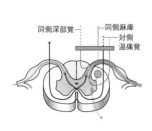

同側深部覚　　同側麻痺
　　　　　　　対側温痛覚

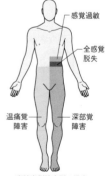

感覚過敏

全感覚脱失

温痛覚障害　　深部覚障害

脊髄半側障害型の場合
（障害側：左）

サドル型 (騎跨型) 感覚消失
脊髄円錐障害による仙髄領域
の感覚障害

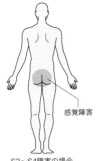

感覚障害

S3～S4障害の場合

脊髄後索障害
深部覚，触覚の障害 (温痛覚
は保たれる)

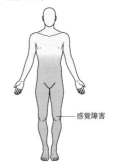

感覚障害

顔面を含む半身の感覚障害
一側大脳の感覚野，視床の
障害

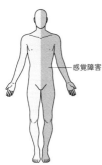

感覚障害

大脳性感覚障害型

ワレンベルグ (Wallenberg)
症候群
延髄外側梗塞による病変と同
側の顔面の感覚障害と反対側
の半身の感覚障害

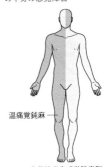

温痛覚鈍麻

交代性半身感覚障害型

2 # スクリーニングテスト

■ SpO₂ (経皮的動脈血酸素飽和度) の測定

方法
パルスオキシメーターを患者の指に装着し，SpO_2をモニターする．
【パルスオキシメーター装着時の注意点】
・プローブの装着位置がずれると，測定値は不正確になる．
・マニキュアは測定値に影響を及ぼすため除去しておく．

判定：90％以下または初期値より1分間の平均で3％低下は摂食中止

意義：スクリーニングや食事場面でのモニターとして使用する．
　　　誤嚥の有無や呼吸機能に与える影響をみる．
　　　90％はほぼ動脈血酸素分圧60Torrに相当する（60Torr未満は
　　　呼吸不全と診断される）．
　　　※室内気吸入酸素濃度21％，pH7.40，$PaCO_2$ 40Torr，体
　　　温37℃の場合
　　　※測定値は呼吸器疾患，姿勢の変化，咳嗽に影響される．

酸素解離曲線

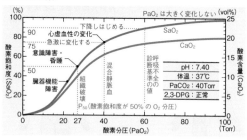

（道又元裕監：ICUビジュアルナーシング．p.74, Gakken, 2014）

■頸部触診（喉頭の挙上の評価）

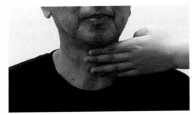

①甲状軟骨突起部に軽く指を当てて嚥下反射を確認する.
※嚥下反射を阻害しないように注意する.

〈嚥下前〉

〈嚥下時〉

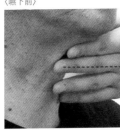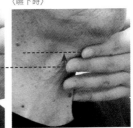

②嚥下時に甲状軟骨突起部が1横指～1横指半，挙上しているかを確認する.
※嚥下反射を阻害しないように配慮する.

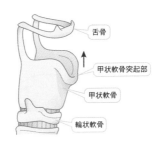

舌骨

甲状軟骨突起部

甲状軟骨

輪状軟骨

■頸部聴診

方法

喉頭挙上運動の阻害にならないように，喉頭の側面（輪状軟骨直下の気管外側上皮表面）に聴診器を当てて呼吸音・嚥下音を聴診する（聴診器は体型に合わせる）．

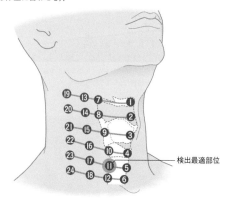

検出最適部位

(Takahashi K, et al : Methodology for Detecting Swallowing Sounds. Dysphagia, 9 : 54-62, 1994より)

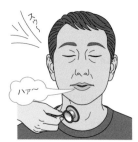

①深呼吸をしてもらい聴取する．

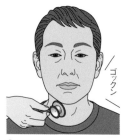

②空嚥下をしてもらう．
嚥下時，嚥下後を聴取する．

判定：嚥下音と嚥下前後の呼吸音の変化を聞く（左右差を聴くことが大切）.
聴取のポイント：嚥下後の呼吸音（呼気音）を聴取する際には嚥下前に
　　　　　　　　貯留物を排出させた状態で確認した呼吸音（呼気音）
　　　　　　　　と比較することが重要
正常な嚥下：清明な呼吸音→嚥下に伴う呼吸停止→嚥下後の著明な
　　　　　　　呼気が聴取される.

嚥下音・呼吸音の異常

● 嚥下音ならびに嚥下前後の呼吸音から予想される障害

	聴診音	疑われる嚥下障害
嚥下音	長い嚥下音 弱い嚥下音 複数回の嚥下音	舌による送り込みの障害 咽頭収縮の減弱 喉頭挙上障害 食道入口部の弛緩障害など
	泡立ち音（bubbling sound）	誤嚥
	むせに伴う喀出音	誤嚥
	嚥下音の合間の呼吸音	呼吸・嚥下パターンの失調 喉頭侵入 誤嚥
呼吸音	湿性音（wet sound） 嗽音（gargling sound） 液体振動音	誤嚥や喉頭侵入 咽頭部における液体の貯留
	むせに伴う喀出音	誤嚥
	喘鳴様呼吸音	誤嚥

（健常では5mLの水嚥下時の嚥下音は約0.5秒）
（日本摂食嚥下リハビリテーション学会医療検討委員会：摂食嚥下障害の評価【簡易版】
2015改訂，日本摂食嚥下リハビリテーション学会，2015）

Memo

■反復唾液飲みテスト
（RSST：repetitive saliva swallowing test）

方法
① 頸部をやや前屈させた坐位（リクライニング位でも可）にする．
② 甲状軟骨の突起部（喉頭隆起）および舌骨部にそれぞれ指腹を当て，30秒間唾液を連続して嚥下するよう指示する．
③ 嚥下運動に伴い指腹を乗り越え上前方に移動し，元の位置に戻る．
④ この運動を30秒間観察し，触診で確認できた嚥下回数を観察値とする．

注意点：指示がわからない場合や1回嚥下した後に休んでしまうときは，最大限の機能を検査するため，嚥下を何度も繰り返すように促す．

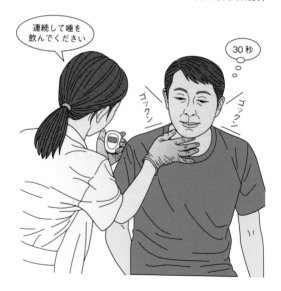

判定：スクリーニング値の目安
　　　正常→30秒間に嚥下回数3回（2回以下が異常）

意義：嚥下反射の随意的な反復嚥下能力をみる．誤嚥と相関あり．

ポイント：

・喉頭挙上が完了せず，下降してしまう場合
　喉頭挙上が完了せず，喉頭隆起および舌骨が上前方に十分移動しないまま途中で下降してしまう場合も多くみられる．途中で下降してしまう場合は，この不完全な運動を正常の嚥下運動と明確に区別する必要性がある．記録の記載も，下記の例のようにカウントせずに理由を明記する．
【記載例】
RSST：0回/30秒（嚥下反射惹起2回認めたが，挙上不十分）

・嚥下反射惹起が不良な患者の場合
　嚥下反射惹起が不良な患者では，口腔内や咽喉頭に唾液が貯留し，流涎や湿性嗄声を呈している場合が多い．その際は，アイスマッサージ（凍らせた綿棒で舌背や咽頭後壁を刺激する，p.75参照）を行い，嚥下反射の惹起性を確認し嚥下に伴う喉頭挙上の触診を行う．
　また嚥下反射惹起が不良な患者の場合，スクリーニングには，水飲みテスト，フードテストが有効である．

Memo

■改訂水飲みテスト
（MWST：modified water swallowing test）

方法

冷水3mL（ティースプーンまたはシリンジ）を口腔前庭に入れ，水をすぐに飲み込まないように，また顎を引くように指示する．

指で喉頭の動きを確かめながら，一口で嚥下させる．飲水後は発声をしてもらい，湿性嗄声などの声の変化を確かめる．

※嚥下が可能な場合には，さらに2回の嚥下運動を追加して評価する．

【評価項目】

送り込み，嚥下反射惹起までの時間，むせの有無，咽頭残留の有無や程度，呼吸の変化など

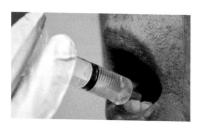

判定：❶嚥下なし，むせるand/or呼吸切迫
　　　❷嚥下あり，呼吸切迫（不顕性誤嚥の疑い）
　　　❸嚥下あり，呼吸良好，むせるand/or湿性嗄声
　　　❹嚥下あり，呼吸良好，むせ・湿性嗄声なし，追加嚥下2回不能
　　　❺❹に加え，追加を指示し，30秒以内に2回空嚥下可能
　　　※判定が4以上なら合計3回施行し，最も悪い嚥下を評価する．

意義：30mLの水飲みテストでは，誤嚥が多く危険と判断される症例があることから，この改訂水飲みテストが開発された．

留意点：

・安定した姿勢で行う（頭部が後屈しないように30°〜坐位で個別に対応し，必要に応じて枕を使用する）．

・初回から3mLを入れず，1〜2mL程度で口腔内を湿潤させ，嚥下運動が可能か確認する．

・冷水でむせるようであれば，とろみ調整食品（0.5〜1%）を使用し評価する．

ポイント：

・脳障害の急性期や認知症患者の場合

脳障害の急性期や認知症患者の場合は，MWSTで3以下のケースが少なくない（嚥下機能のみの問題ではなく先行期に関連した機能低下が観察される）．

そこで，とろみ調整食品を利用し0.5～1％程度のとろみ冷水にて再評価する（液体のみでは早期咽頭流入があり，むせを引き起こすことがあっても，一定の粘性を持たせることによって無理なく嚥下が可能になる場合もある）．

また，ワレンベルグ症候群（p.47）などでは，食道入口部開大不全や左右のどちらかに梨状窩通過障害があり，2mLでも分割嚥下をする場合があるため，個別の評価方法が必要である．

■水飲みテスト

方法

原法：30mLの水をコップに用意し「いつものように飲んでください」と手渡す．

指で喉頭の動きを確かめながら，一口で嚥下させる．

飲水後は発声をしてもらい，湿性嗄声などの声の変化を確かめる．

※2～3mLで様子を見て安全性を確認してから30mLを施行する．

【評価項目】

嚥下回数，むせの有無を評価

判定：❶1回でむせることなく飲むことができる．
　　　❷2回以上に分けるが，むせることなく飲むことができる．
　　　❸1回で飲むことができるが，むせることがある．
　　　❹2回以上に分けて飲むにもかかわらず，むせることがある．
　　　❺むせることがしばしばで，全量飲むことが困難である．

【基準値】

❶の5秒以内を正常範囲とする．

❶で5秒以上かかった場合と❷では，嚥下障害の可能性あり．❸～❺は異常ありとして評価する．

すするような飲み方，含むような飲み方，口唇からの流出など飲み方について，それぞれの患者特有の観察事項を記載する．

■フードテスト（FT：food test）

方法

ティースプーン1杯（3～4g）のプリンやゼリーを嚥下させる。嚥下が可能な場合には、さらに2回の嚥下運動を追加して評価する。嚥下後は口腔内を観察する。

【評価項目】

送り込み、口腔内残留、嚥下反射惹起までの時間、むせの有無、咽頭残留の有無や程度

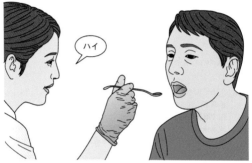

①ゼリーを口の中に入れる。

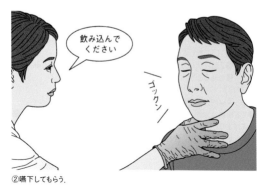

②嚥下してもらう。

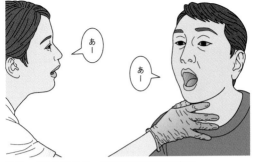

③「あー」と声を出してもらい、嗄声の有無や口腔内を観察する.

判定:❶嚥下なし、むせるand/or呼吸切迫
　　　❷嚥下あり、呼吸切迫（不顕性誤嚥の疑い）
　　　❸嚥下あり、呼吸良好、むせるand/or湿性嗄声、口腔内残留
　　　　あり
　　　❹嚥下あり、呼吸良好、むせ・湿性嗄声なし、口腔内残留なし
　　　❺❹に加え、追加を指示し、30秒以内に2回空嚥下可能

意義:水飲みテストに対して嚥下しやすいプリンやゼリーを用いたテスト
　　　である. 改訂水飲みテストとともに開発された.

留意点:
・常温の食品では嚥下反射が惹起されにくいため、冷蔵庫で冷やして
　から使用する.
・病態や嚥下機能によっては、一口量を調整する（ワレンベルグ症候群、
　気管カニューレ留置中、誤嚥のハイリスク患者などは3gより少量で
　実施する）.

■舌圧測定

測定器を用いて舌圧を測定する．舌圧が弱いと嚥下機能が低下する．

〈舌圧測定器の例（JMS 舌圧測定器 TPM-02）〉

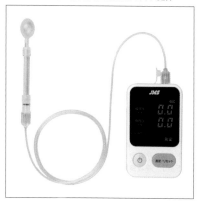

（写真提供：株式会社ジェイ・エム・エス）

方法
前歯でプローブの硬質リングを固定した状態で舌を挙上し，バルーンを押しつぶすようにして最大舌圧を測定する．
正常値：30kPa 以上

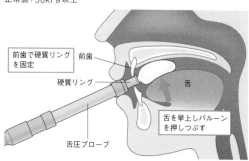

前歯で硬質リング
を固定

前歯

硬質リング

舌

舌を挙上しバルーン
を押しつぶす

舌圧プローブ

（株式会社ジェイ・エム・エス：JMS 舌圧測定器 TPM-02 製品カタログより改変）

■症状別・スクリーニングテスト時の対応

症状	対応
意識障害や認知機能低下があり反応が乏しい	触覚や味覚，視覚情報を利用して覚醒を促す（コップやゼリーをもつ，においを嗅ぐ，味の濃い食品，アイスマッサージ）
口腔器官に麻痺・失行があり送り込みが不良	・口唇閉鎖・咀嚼運動をアシストして，送り込み動作を促す ・姿勢の角度を調整（リクライニング位） ・形態を調整（ゼリー：スライス・クラッシュ） ・位置を調整（シリンジを使用し舌根部に入れる）
水分でむせる	・粘性を調整（とろみ調整食品の使用） ・状況によっては，とろみ水よりゼリーのほうが良好な例もある（凝集性を考慮） ※むせは，臨床評価上，重要な指標の一つだが，必ずしも誤嚥と一致しない．むせない誤嚥として，不顕性誤嚥（silent aspiration）がある

■不顕性誤嚥を疑うポイント

むせの有無や声の変化などの他覚的評価や水飲みテストで検出されないことがあるため，以下を確認する．

・嗄声や声質の変化
・顔色・呼吸・痰の量の変化
・嚥下後，時間をおいて咳が出る
・発熱
・SpO$_2$の低下（呼吸状態が不安定な患者では平均値を把握する）

Memo

3 嚥下内視鏡検査(VE)・嚥下造影検査(VF)

■ VE (videoendoscopic evaluation of swallowing) の観察所見

実際の嚥下の状態を観察する.
喉頭蓋を経て両側の声帯を診る.

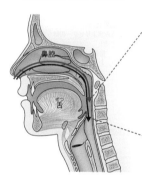

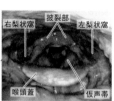

右梨状窩　披裂部　左梨状窩

喉頭蓋　仮声帯

高い位置から中下咽頭全体の観察

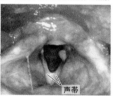

声帯

低い位置から喉頭周囲の観察

■ VEの観察ポイント

	検査食なし	検査食あり
上咽頭	・上咽頭の器質的異常の有無 ・鼻咽腔閉鎖 ・唾液の鼻咽腔逆流の有無	・鼻咽腔逆流の有無
中咽頭 (高い位置から の観察)	・中咽頭の器質的異常の有無 ・咽頭粘膜乾燥や食物残渣の 　有無 ・咽頭収縮運動 (咽頭麻痺の 　有無) ・唾液の咽頭残留	・早期咽頭流入の有無 ・嚥下反射惹起のタイミング ・咽頭残留…残留がある場 　合, 部位や左右差, 複数 　回嚥下でのクリアランスを 　確認する
喉頭・下咽頭 (低い位置から の観察)	・喉頭・下咽頭の器質的異常 　の有無 ・声帯運動 ・唾液の喉頭・気管流入の有無 ・咽喉頭知覚の有無, 左右差	・喉頭・気管流入の有無… 　ありの場合, 咳嗽反射の 　有無, 流入物喀出の可否 　を確認する

■ VF（videofluoroscopic examination of swallowing）の撮影方向

	撮影方向	とらえやすいポイント
口腔期・咽頭期	正面	・口腔・声帯・咽頭運動の左右差 （麻痺の有無，食物残留量の左右差） ・頸部回旋嚥下の効果判定
	側面	・軟口蓋・舌運動など口腔期全般 ・鼻咽腔逆流・喉頭侵入・誤嚥の有無 ・嚥下反射のタイミング ・舌骨～喉頭の動き ・咀嚼と食塊形成の確認 ・食道入口部の開大
食道期	正面	食道の形態，蠕動運動
	斜位	食道粘膜像（心・脊椎との重なりがない）

■ 検査食の投与方法

誤嚥の可能性が少ない	コップ
口腔期の障害あり	吸い飲み
誤嚥の可能性があり，量を調整したいとき	注射用シリンジ，スプーン

■ VF の画像所見

〈喉頭侵入例〉

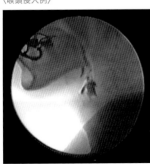

嚥下反射が遅延したため，梨状窩に達した食塊が喉頭に侵入している．本症例では，この後に食塊の一部が声帯を通過し誤嚥に至った．

■喉頭侵入・誤嚥の重症度スケール
（PAS：A penetration-aspiration scale）

VF検査における喉頭侵入や誤嚥の程度を表す．リハビリテーションの治療方針等を検討していく指標の一つ．

スコア	分類	喉頭侵入・誤嚥，喀出の程度
1	異常なし	咽頭侵入なし
2	喉頭侵入	喉頭侵入あり．声門に達せずに喀出可能
3		喉頭侵入あり．声門に達せずに喀出不可
4		声門に達する喉頭侵入あり．喀出可能
5		声門に達する喉頭侵入あり．喀出不可
6	誤嚥	声門下まで食塊の侵入（誤嚥）あり．喉頭または声門下から喀出可能
7		声門下まで食塊の侵入（誤嚥）あり．咳嗽しても気道から喀出不可
8		声門下まで食塊の侵入（誤嚥）あり．喀出しようとする動作がみられない→不顕性誤嚥

（Rosenbek JC et al：A penetration-aspiration scale. Dysphagia 11(2)：93-98, 1996をもとに作成）

Memo

間接訓練

間接訓練の種類

■アプローチ別の間接訓練例

アプローチ	間接訓練
①頸部・体幹・呼吸機能	・腹式呼吸 (p.65) ・ハフィング ・深呼吸 (p.65) ・胸郭の伸張 (p.69) ・頸部・肩の運動 (p.66〜68) ・頭部挙上訓練 (p.78) ・体位ドレナージ ・呼吸介助法
②先行期	・声かけによる言語刺激入力 ・認知機能賦活訓練：見当識の促しや確認，注意機能に対するアプローチ ・他動的な顔面や口腔内・舌への刺激入力と運動 ・摂食類似刺激（味覚への刺激入力，嗅覚への刺激入力） ・冷圧刺激 (p.76) ・ホットタオルを用いた顔面の清拭
③準備期・口腔期	・口腔器官（口唇・舌・頬）の運動 (p.80〜83) ・構音訓練
④咽頭期	・のどのアイスマッサージ (p.75) ・プッシング・プリング訓練 (p.76〜77) ・頭部挙上訓練 (p.78) ・嚥下おでこ体操 (p.79) ・嚥下反射促通手技 (p.83) ・メンデルソン手技 (p.84) ・ブローイング訓練 (p.86〜87)

嚥下体操 (p.65〜73) の一連の動きには，頭部・体幹・呼吸機能，準備期・口腔期におけるアプローチが含まれる．

② 間接訓練の実際

■嚥下体操

1 深呼吸

①楽な姿勢で椅子に座る.

声かけの例「楽に座っていただいて，深呼吸を3回行います」

②深呼吸を3回行う（可能であれば腹式呼吸で実施）.

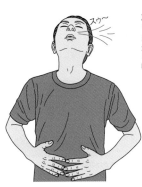

声かけの例
「腹式呼吸のほうが効果的です．まずは，お腹に手を当てて息を全部出してください．お腹が膨らむことを意識して鼻から息を吸います」

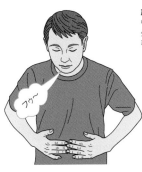

声かけの例
「お腹が凹むように意識して口を少しすぼめるようにして，息を吐きます」

2 首の運動

- 首が硬いと嚥下の際に使われる嚥下諸筋群が働きにくくなる.
- リラックスさせることが目的なので力を入れないようゆっくりと行う.
- それぞれの運動は呼吸運動を意識し，正面を向いたときに息を吸い，息を止めずに息をゆっくり吐きながら（リラックスしながら）動かす.

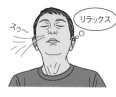

スゥ〜　　リラックス

a. 首を左右に倒す（側屈運動）〈各3回〉

①左耳を左肩に近づけるように首を左に倒す.
②右側も同様に行う.

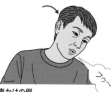

フゥ〜

声かけの例
「正面で息を吸った状態で，吐きながら首を左耳が左肩に近づくように倒します」

b. 首を左右に回す〈各3回〉

①首を左に回して左端を見る.
②右側も同様に行う.

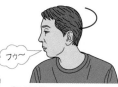

フゥ〜

声かけの例
「正面で息を吸った状態で，吐きながら首を右に回して右端を見ます」

c. 首を前後に動かす〈各3回〉

①腹部のほうを見る（前屈）.

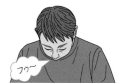

フゥ〜

声かけの例
「息を吐きながら前方に首を倒します」

②息を吐きながらリラックスして前頸部を伸ばす（後屈）.

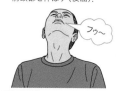

フゥ〜

声かけの例
「息を吐きながら後方に首を倒します」

d. 首を回す〈各2回〉

①下を向いた状態から左回りに首をぐるりと1周させる.

②同じように右回りに首をぐるりと1周させる.

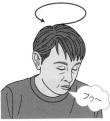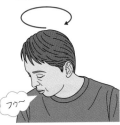

フゥ〜　フゥ〜

声かけの例
「余計な力が入らないようにして息を吐きながら，下を向いた状態から左から首を回します」

【さらに頸部の運動を重点的に行いたい場合】

①ゆっくりと右斜め上を見て，可能であれば5〜10秒静止する.

②ゆっくり左斜め下を見る.

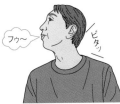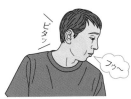

フゥ〜　ピタッ　ピタッ　フゥ〜

声かけの例
「余計な力が入らないようにして息を吐きながら，ゆっくりと右斜め上を見ます．そのまま5秒くらい止めます．筋肉が伸びていることを意識してください」

声かけの例
「息を吐きながら，ゆっくりと左斜め下を見ます．そのまま5秒くらい止めます」

③次に正中に戻してから左斜め上を見る.

④ゆっくり右斜め下を見る.

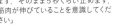

❸ 肩の運動

・肩甲骨周囲筋は呼吸補助筋としても作用するため，肩甲骨が固くなると，その周囲の筋群や肋骨の動きが制限され深い呼吸ができなくなる．
・肩の運動は深い呼吸を行うためのリラクゼーションが目的である．

a. 肩を上下させる〈各3回〉

①肩を上方向にゆっくり上げる．

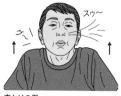

声かけの例
「ゆっくりと肩を上げます」

②上げきったところで力を抜いてストンと落とす．肩を落とす際に息を一緒に吐くようにする．

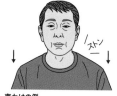

声かけの例
「そのまま息を吐きながら，ストンと肩を落とします」

b. 肩を回す〈各2回〉

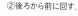

①肩を前から後ろに回す．

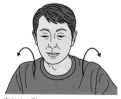

声かけの例
「楽にして息を吐きながら，肩を前から後ろのほうに回します」

②後ろから前に回す．

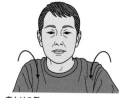

声かけの例
「次は後ろから前に肩を回します」

4 体幹・胸郭の運動〈各2回〉

・物を飲み込むときには一時的に呼吸が止まり，飲み込んだ直後には呼気が出る．また，咽頭・喉頭の残留物や痰の喀出，気管に入った誤嚥物の喀出には強い咳が必要となる．したがって，摂食嚥下においては呼吸機能の維持・改善は非常に重要である．

・体幹の運動をすることで胸郭の可動性を高め，それによって肺の拡張範囲も広がり，呼吸機能の向上が期待される．

この側屈運動の際も，息を吐きながら行うようにする．

①両手を組んで頭上に高く伸ばす．

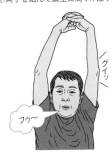

声かけの例

「両手を前で組んで，上に伸ばします」

②そのまま左方向に体を倒す．

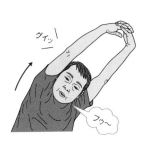

声かけの例

「そのまま息を吐きながら，左の方向に倒します」

③同様に右方向に倒す．

- 下顎，頬，口唇，舌の運動などの反復運動
- 回数の目安：食事前であれば3〜5回，間接訓練として個別訓練内に行う場合は10回程度
- 実施前に口腔内の状態を確認し，乾燥や汚染がみられる場合は口腔ケアを行う.
- 口周りの体操をすることで唾液の分泌が促進されやすくなるため，運動の合間に唾液の嚥下を促すことも有用である.

a. 口を開けたり閉じたりする〈5〜10回〉

①下顎を大きく下制して口を開ける.

②口を閉じる.

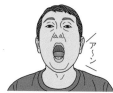 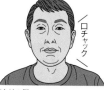

声かけの例
「しっかりと口を開けます」

声かけの例
「しっかりと唇を閉じます」

- 口唇を閉鎖する力も重要なため，唇に力を入れてしっかり閉じるようにする.

b. 頬を膨らませたり凹ませたりする〈3〜5回〉

①頬を膨らませる.

②頬を凹ませる.

③頬を片方ずつ膨らませる.

声かけの例
「頬をしっかりと膨らませます」

声かけの例
「頬を凹ませます」

c. 口唇をとがらせたり横に引いたりする

①口唇をとがらせる.

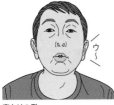

声かけの例
「できれば歯は閉じた状態のまま，唇の周りだけを動かします．まずは，"ウ"の形に口をとがらせます．声は出さなくて大丈夫です」

②横に引いて歯を見せる.

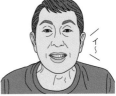

声かけの例
「歯を見せて"イ"と口を横に引きます」

d. 舌の運動〈各5～10回〉

【舌を前後に動かす】

①舌を前方にまっすぐに出す.

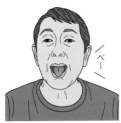

声かけの例
「舌をできるだけ遠くにまっすぐ出してください」

②舌をまっすぐに引っ込める.
①と②を交互に繰り返す.

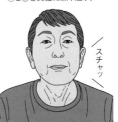

声かけの例
「舌をまっすぐに引っ込めます」

・運動をなるべく速く行うことも重要だが，舌を遠くに出した状態で数秒間保持したり，引っ込める際に舌根に力を入れ意識して引いたりすることも有効である.

【舌を左右に動かす】
①舌尖で左側の口角をなめるよう
　に，舌を左に動かす．
②右側も同様に行う．
声かけの例
「口角を舌先で触るようにします」

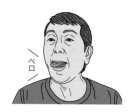

【舌を上下に動かす】
挺舌した状態で，舌尖で上下の口唇をなめるようにする．
①舌を上方に動かす．　　　　　②舌を下方に動かす．

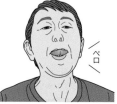 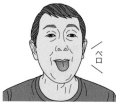

声かけの例　　　　　　　　　　**声かけの例**
「唇の上をなめます」　　　　　　「唇の下をなめます」

【舌を回す】
①舌を右回りに動かす．
②舌を反対周りに動かす．

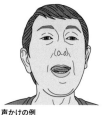

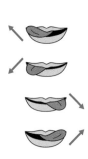

声かけの例
「舌をぐるりと回します．力を抜いて，
しっかりと唇をなめるようにします」

6 呼吸・発声練習

a. 呼吸練習〈一気に吐く〉〈3回〉

①鼻から深く吸う.

②3秒間くらい息を止めて一気に口から吐く.

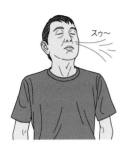

スゥ〜

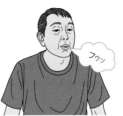

フゥッ

声かけの例
「口を少しすぼめて強く吐いてください」

b. 発声練習

①鼻から息を深く吸う.

②いったん息を止めて「アー」と声を長く出す.

・10秒間が目安だが,患者の呼吸状態に問題がなければなるべく長く行う.

7 「パ」「タ」「カ」の発音練習

①「パ,パ,パ」「タ,タ,タ」「カ,カ,カ」とゆっくり発音する.

②「パパパパパ」「タタタタタ」「カカカカカ」と速めに発音をする.

③「パタカ」を5〜10回繰り返す.

「パ」

パ

声かけの例
「パは唇をしっかりと閉じてから出す音です」

「タ」

タ

声かけの例
「タは舌の先を使って出す音です」

「カ」

カ

声かけの例
「カは舌の奥を使って出す音です」

■口すぼめ呼吸

目的：気道抵抗による肺機能の向上，口唇の動き・鼻咽腔閉鎖機能の向上，呼気のコントロールの改善により，痰や誤嚥物，あるいは咽頭の残留物を喀出する力を高める．

主な対象者：呼吸器疾患のある嚥下障害患者

方法
①鼻から息を吸う．
②呼気時に口をすぼめて，ろうそくの火を吹き消すように「フーッ」とゆっくりと息を吐くようにする．タコの口のように唇を突き出さないように注意する．

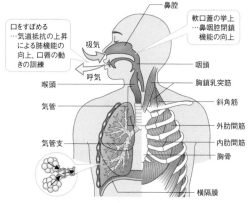

Memo

■のどのアイスマッサージ

目的：嚥下反射誘発部位を刺激し，嚥下反射を誘発させる.
主な対象者：嚥下障害のある患者全般，意識障害や認知機能の低下の
ある患者，指示を理解しにくい患者，開口協力が得られ
ない患者など

刺激子
口腔内を冷却でき刺激しやすい形状のもの
・冷凍した綿棒
・氷水に浸けた綿棒
・水を入れて凍らせたスポイト
・氷で冷やした柄が長く先の細いスプーン
・市販されている口腔ケア用の綿棒（もともと水分を含んでいる）を凍ら
せたもの

嚥下反射誘発部位
前口蓋弓，舌後半部や舌根部，軟口蓋，咽頭後壁など

刺激の方法
その患者に有効な嚥下反射誘発部位を数回軽くなでたり，あるいは軽く
押したりたたいたりしてマッサージを行う.
①口唇への冷刺激から左右の頬粘膜，舌と徐々に口腔内の奥へとケア
を進める.
②刺激子を抜いたらすぐに空嚥下を促すことを繰り返す.

注意点
口腔内の乾燥が強いと刺激しても効果が得られないことが多いため，口
腔ケアを十分に行い口腔内を湿潤させてから実施する.

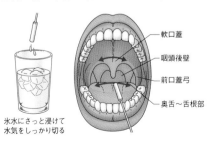

氷水にさっと浸けて
水気をしっかり切る

軟口蓋
咽頭後壁
前口蓋弓
奥舌～舌根部

■冷圧刺激（TTS：thermal tactile stimulation）

目的：口腔から咽頭への感覚を刺激することにより，嚥下にかかわる神経回路の興奮の閾値を低くし，そのあとの実際の食塊による感覚入力に対し反応しやすい状態にする．

主な対象者：嚥下反射惹起遅延患者

のどのアイスマッサージと同じように，口内を刺激して嚥下反射の惹起を誘発させるものであるが，両者はいくつかの相違点があり，厳密には異なる手技とされる．

刺激子
原法では間接喉頭鏡を用いるが，冷やしたスプーンや凍らせた綿棒などを用いることがある．

嚥下反射誘発部位
絞扼反射を起こしにくい部位として前口蓋弓のみを刺激する．

方法
①刺激子を前口蓋弓の基部にあて各5回ずつ下から上へとこする．
②口を閉じて空嚥下をする．
これを左右交互に計10〜15分ずつ，1日に4〜5回程度行う．

■プッシング・プリング訓練（pushing/pulling exercise）

目的：声門閉鎖の強化，軟口蓋の挙上の促進，咳嗽力の向上など
主な対象者：反回神経麻痺，脳血管障害，挿管後などにより声門閉鎖不全のある患者

方法
方法には以下のように複数ある．
①プッシング動作（押す動作）をしながら，同時に「アー」「エイッ」「ヤー」などと発声する．

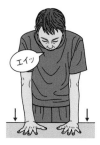

エイッ

机を強く押しながら
発声する．

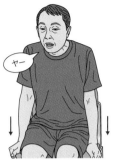

椅子の座面を強く押しながら発声する.

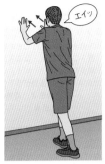

壁を強く押しながら発声する.

②プリング動作（引っ張る動作）をしながら，同時に「アー」「エイッ」「ヤー」などと発声する.

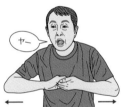

両手を組んで逆の方向へ引っ張りながら発声する.

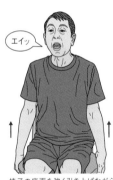

椅子の座面を強く引き上げながら発声する.

③向かい合って座り，手を合わせて押し合う・同じ机を同時に押し合う.

注意点
負荷がかかるため，高血圧や不整脈の患者，声帯結節やポリープなど声帯に病変がある患者には適応とならない．1回に行う練習回数は5～10回程度とし，声の変化に気をつけながら実施する.

■頭部挙上訓練（Shaker exercise, シャキア・エクササイズ），変法として嚥下おでこ体操

目的：舌骨上筋群（p.7）などの喉頭挙上にかかわる筋の筋力強化，食道入口部の開大，食道入口部の食塊通過を促進し，咽頭残留の減少を図る．

主な対象者：喉頭の運動が低下し，食道入口部の開大が不十分な患者，球麻痺患者，高齢により舌骨上筋群などの筋力低下がみられる患者

方法

❶挙上位保持

①仰臥位で肩を床につけたまま，頭部をつま先が見えるまで挙上する．息を吐きながら頭部を挙上するように指示し，息を止めて力を入れないように注意する．挙上時間は患者によって調整する．

②頭をおろして，１分間休憩する．

①②を3回繰り返す．

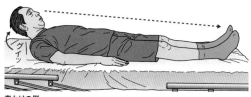

声かけの例

「自分のつま先を見るようにして頭を上げてください．その状態を1分間維持してください」

❷反復挙上運動

仰臥位で頭部の上げ下げを連続して繰り返す．

挙上位保持と反復挙上運動を1日3回，6週間続ける．

※患者によっては負荷が大きすぎるため，患者に合わせて負荷量を決めて実施することが望ましい．

注意点

負荷がかかるため，ベッド上にて，血圧やSpO2の値をモニタリングしながら実施する．

【嚥下おでこ体操】

患者の額に抵抗を加えて，患者にはその抵抗に対して強く下を向いてもらうようにする訓練法

①患者を座位にして，方法を説明して理解を得る．

声かけの例

「おでこに力を加えますので，それに抵抗するようにぐっと前のほうに力を入れてください．そのときに，自分のおへそを見るように少し下を向きます」

②患者の額に手をあてて，首の後ろに手を添えて首を支える．

③額に抵抗を加える．患者に自身のへそを見るように指示して，抵抗に対して前のほうに力を入れてもらう．

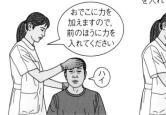
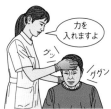

（杉浦淳子ほか：頭頸部腫瘍術後の喉頭挙上不良を伴う嚥下障害例に対する徒手的頸部筋力増強訓練の効果．日本摂食・嚥下リハビリテーション学会雑誌，12（1）：69 -74，2008を参考に作成）

【患者自身で行う場合】

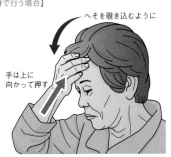

へそを覗き込むように

手は上に向かって押す

額に手を当てて抵抗を加え，へそを覗き込むように強く下を向くようにする．

（藤島一郎：I-11　頭部挙上訓練．日本摂食嚥下リハビリテーション学会医療検討委員会：訓練法のまとめ（2014年版）．日本・摂食嚥下リハビリテーション学会誌，18（1）：63-64，2014を参考に作成）

■口腔器官の運動（口唇・舌・頬の運動）

目的：口腔周囲筋群の強化，筋緊張の緩和，口腔器官の筋力・感覚などの低下や拘縮の予防，関節可動域の拡大

主な対象者：準備期・口腔期の障害がある脳血管疾患や口腔がん術後などの患者や高齢者，口腔周囲の筋力低下がある患者，口腔器官の動きに制限があり，発話が不明瞭となる患者

1 口唇の運動

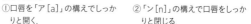

a. 口唇の可動域拡大訓練〈各5回〉

【上下運動】

①口唇を「ア [a]」の構えでしっかりと開く．

②「ン [n]」の構えで口唇をしっかりと閉じる．

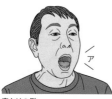
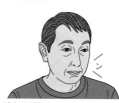

声かけの例
「"ア"の形で，口を大きく開けてください」

声かけの例
「しっかりと唇を閉じてください」

【左右運動】

①口唇を「ウ [u]」の構えでしっかりと突き出す．

②「イ [i]」の構えで口唇を左右方向に引く．

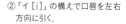
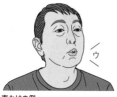
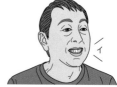

声かけの例
「唇をしっかりと前のほうに突き出すように，"ウ"の形にしてください」

声かけの例
「歯をみせるように"イ"の形にしてください」

b.　口唇閉鎖訓練

舌圧子やスプーンなど口唇に挟み，
保持してもらう．
休みを入れながら，3回程度行う．

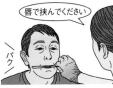

「唇で挟んでください」

\パク/

声かけの例
「うすい板（舌圧子）を歯で噛むので
はなく，唇で挟んでください」

【抵抗を加えたい場合】

挟んでいる舌圧子やスプーンなどを
ゆっくりと前に引っ張り，なるべく口唇
で強く挟んで保持するように指示する．

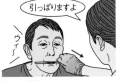

「引っぱりますよ」

\ウィー/

声かけの例
「そのまま5秒間くらい，板を唇で
ぐーっとつぶすような感じで挟んでく
ださい」

2 舌の運動

a.　舌の可動域拡大訓練〈各5〜10回〉
【舌を前後に動かす（前後運動）】(p.71参照)
【舌を上下に動かす（上下運動）】(p.72参照)
【舌を左右に動かす（左右運動）】(p.72参照)

b.　舌の筋力訓練
【その1】
舌を口蓋に押し当て，5秒程度
保持する．3〜5回程度繰り返す．

声かけの例
「口の天井を押すような形で舌を押し
付けてください」

※うまく舌が口蓋に触れられなかった
　り，力が入らなかったりした場合は，
　舌圧子を口蓋に入れ，それを舌で
　挟んでもらい，抵抗を加える．

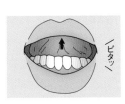

\ピタッ/

【その2】
舌を内側から頬の壁に向かって
押し当てて，5秒程度保持する．
左右それぞれ3〜5回程度繰り
返す．

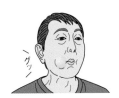

\グッ/

舌を前方に突き出し，舌圧子を
用いて舌に負荷をかけ抵抗運動
を行う．3〜5回程度繰り返す．
声かけの例
「舌を板に向かって前に突き出してく
ださい．板を舌先で押してください．
あまり首が出てこないように注意しま
しょう」

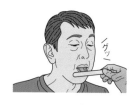

3 頬の運動
a. 頬の膨らまし運動
①頬に空気を入れ膨らませて，3
　〜5秒間保持する．

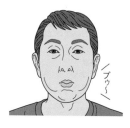

②頬を凹ませて，3〜5秒間保持
　する．①と②を交互に3〜5回
　程度繰り返す．

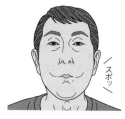

③頬を片方ずつ膨らませて，3〜
　5秒間保持する．3〜5回程度
　繰り返す．

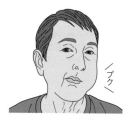

b. 頬の抵抗運動

①両方の頬を膨らませる.
②外側から左右交互に指で押して抵抗を加える.

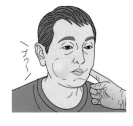

指で抵抗を加えるとき,口唇から空気が漏れないように口唇をしっかり閉じるように指示する.

※頬を膨らませる運動は口唇閉鎖が十分にできなかったり,軟口蓋の挙上不全により鼻腔から空気が漏れてしまったりすることもあるため,患者の状態に合わせて実施する.

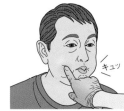

■嚥下反射促通手技

目的:嚥下にかかわる筋群への感覚入力による嚥下反射の誘発
主な対象者:口腔期,咽頭期の障害がある患者,仮性球麻痺などで嚥下反射が低下している患者,認知症などで口腔内に飲食したものを溜め込み,嚥下反射が起こりにくい患者

方法

①摂食姿勢をとる.
②患者の甲状軟骨の両脇に指を当てる.
③甲状軟骨から下顎下面に向かって指で皮膚を下から上へ4,5回摩擦した後,嚥下を促す.この過程を繰り返し行う.

※頸部を伸展させたり,甲状軟骨を強く握りすぎたりしないように注意する.

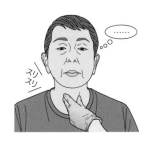

■メンデルソン手技（Mendelsohn maneuver）

目的：舌骨・喉頭挙上にかかわる筋肉の運動拡大，食道入口部の開大
主な対象者：舌骨・喉頭挙上不全，咽頭収縮不全等により咽頭残留があり，誤嚥する危険性がある患者，球麻痺患者，指示理解が良好な患者

方法

①患者に説明をし，嚥下を介助するため，患者の喉頭に手を当てる．

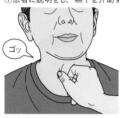

声かけの例
「つばを飲み込んだときに，喉が上に上がります．この喉が上に上がった状態で数秒間息をこらえます．喉をしめるように息をこらえるという感じで行ってみてください」

②空嚥下を行い喉頭挙上の状態で息をこらえてもらう．嚥下に合わせて介助する．

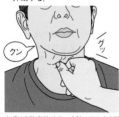
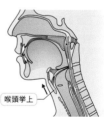

喉頭挙上

まずは2秒実施する．2秒できたら3秒実施する．
※息が止まる時間があるため，深呼吸をするなど休憩を挟んで行い，患者の呼吸状態に注意する．
声かけの例
「舌の奥に少し力を入れて息を止めると，喉が上になった状態を維持しやすいです」

【患者自身で行う場合】
最初は手を当てて実施し，可能であれば手を当てないで実施する．
観察をし，正しく実施できているか評価し指導する．

■バルーン法（バルーン拡張法，バルーン訓練法）

目的：輪状咽頭筋機能不全に対し，膀胱バルーンカテーテルを用いて，食道入口部を繰り返し機械的に拡張することにより，食塊の咽頭通過を改善し，嚥下パターンを習得する．

主な対象者：咽頭通過障害があり代償法の効果が低い患者，上部食道括約筋が弛緩せず，食道入口部の食塊通過が不良な患者（ワレンベルグ症候群の多発性筋炎，特発性輪状咽頭嚥下障害，頭頸部がん術後の後遺症）

方法
❶引き抜き法
食道にバルーンカテーテル（球状バルーンカテーテル）の先端を挿入し（20～25cm程度），バルブから注射器で3～5mLの空気を注入して，食道内でバルーンを拡張させる．そのままカテーテルを引き抜いて狭窄部に引っかける．そこで患者に空嚥下をしてもらい，輪状咽頭筋が弛緩する（食道入口部が開く）タイミングに合わせて引き抜く．

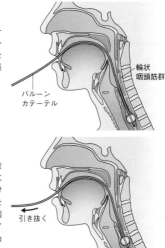

①食道にバルーンカテーテルを挿入し，3～5mL程度の空気を送りバルーンを拡張する．

輪状咽頭筋群

バルーンカテーテル

②カテーテルを引き抜いて，食道狭窄部にバルーンを引っかける．患者に空嚥下をしてもらい，輪状咽頭筋が弛緩するタイミングに合わせてカテーテルを引き抜く．

引き抜く

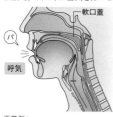

❷間欠拡張法

筒状バルーンカテーテルを使用する．輪状咽頭筋部をカテーテルが越えた時点でバルーンを拡張させ，狭窄部に引っかける．その位置でバルーンを少し収縮させ，位置をずらし抜きながら最も狭窄している部位で再度拡張させ，脱気と空気の注入を繰り返す．空気を注入する際には，狭窄部位で10〜20秒バルーンを拡張させ留置する．

❸バルーン嚥下法

体外で拡張させたバルーンを飲み込む．バルーンの大きさは適宜変更していく．

❹持続拡張法

狭窄部でバルーンを拡張させたまま10〜20分間留置する方法．訓練回数は2〜3回/日，訓練時間の長さなどは患者の状態を見ながら決定していく．

注意点

実施前には，吸引などにより口腔内や咽頭の分泌物を除去する．

■ブローイング訓練（blowing exercise）

目的：鼻咽腔閉鎖不全の改善や呼吸機能の改善，口唇閉鎖不全の改善など

主な対象者：鼻咽腔閉鎖不全の患者，呼吸機能が低下している患者，口唇閉鎖不全の患者

鼻咽腔閉鎖不全

会話時，口の中に空気を保つことができず，鼻から空気が漏れる状態．

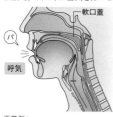

正常例：
発声時に鼻から空気が漏れない

鼻咽腔閉鎖不全例：
鼻から空気が漏れて開鼻声になる．
「パ」は「マ」や「ナ」として聞こえる

方法

❶ソフトブローイング

コップやペットボトルに水を入れ，なるべく長い時間ストローで静かにぶくぶくと泡が立つように吹く．ストローの太さや長さ，水の粘度を変えることで難易度が調整できる．

【負荷をかけない場合】

コップと水を使用する．

①コップに入った水をストローで吹き，泡が途切れないように10秒間吹き続ける．

声かけの例

「息を吸ってから，ストローで水を吹いてみてください．弱くてもいいので，泡が途切れないようにしてください」

②10秒間実施したら，同じくらい休憩をする．患者の呼吸状態を確認する．

③10秒間で息苦しさを感じなければ，できるだけ長く吹き続けてもらう．ただし，あまり無理をしないように伝える．

【負荷をかける場合】

穴をあけてストローを通したペットボトルを使用する（蓋を閉めると負荷が大きくかかる）．

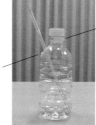

蓋の開閉で
負荷を調整できる

ストローを穴に差し込み，ストローの周囲から空気がもれないようにテープなどで固定する

❷ハードブローイング

ロウソクの火を一気に吹き消す，玩具のラッパを吹く，丸めたティッシュペーパーをなるべく遠くに飛ばすように吹くなど，強く息を吐く．

注意点

・患者の理解度を把握し，訓練に適しているかを評価する（認知症患者では水を飲んでしまうリスクがある）．

・過呼吸になることがあるため，一度に長時間練習することは避ける．

・鼻咽腔逆流の原因が鼻咽腔閉鎖不全とは限らない（食道入口部開大不全など）可能性を常に考慮する．

Memo

直接訓練

直接訓練

直接訓練の開始基準と種類

■直接訓練の開始基準

直接訓練の開始基準例

●医師，または歯科医師の指示がある
●全身状態が安定している
　・重篤な心肺・消化器合併症などがない
　・発熱がない
　・呼吸状態の安定〔呼吸数，呼吸パターン，経皮的酸素飽和度（SpO₂）〕
●意識が清明
　・原則的にJCS1桁以上
　※覚醒していない時間がある場合もあるため，日内変動に注意する
●病変の進行が認められない
●咳嗽が十分に可能である
●少量の水や冷圧刺激に対して，嚥下反射を認める

（摂食嚥下小委員会：経管栄養から経口栄養へ移行する際の基本的手順．日本言語聴覚士協会ニュース6（4），2005を参考に作成）

■直接訓練の種類

直接訓練には大きく分けて，段階的摂食訓練と代償的嚥下法がある．

■段階的摂食訓練

数種類の代償的嚥下法と組み合わせつつ段階的に食形態を調整，代償法を減らしていき，食べられる物の形態の種類や一口量を増やしていく訓練法

段階的摂食訓練

体幹角度	食形態		一口量
	食事	水分	
30° ↓ 45° ↓ 60° ↓ 90° （坐位）	ゼリー ↓ ピューレ・ ペースト・ ミキサー食など ↓ 常食*	ゼリー ↓ とろみ水 ↓ 液体	少量 患者にとって 適切な一口量

＊とろみの有無は個人の機能に合わせる

■代償的嚥下法

段階的摂食訓練と組み合わせながら，嚥下のしかた（飲み込み方）に対して，技術的に介入する．

代表的な嚥下的代償法

代償法の種類	効果・特徴
嚥下の意識化 (p.97)	ふだんは無意識で行っている嚥下を意識して行う（think swallow）．確実に嚥下反射を起こしたほうがよいと判断された場合に用いる
交互嚥下 (p.98)	咽頭残留除去に効果的，通過しやすいものを，ターゲットとなる食品の摂取時に交互に嚥下する
複数回嚥下／反復嚥下 (p.99)	咽頭残留除去．嚥下が弱く，食物が1回で嚥下しきれないときなどに用いる
頭部回旋（横向き嚥下） (p.101)	頭部を回旋することで食塊の咽頭通過を容易にする．食道の入り口にあたる食道入口部の開きに左右差がある場合に利用することが多い
一側嚥下 (p.102)	咽頭通過に左右差がある場合に使用する．頭部回旋の効果に追加して，横向きになることで健側を食塊が通過しやすくなる効果も期待できる
声門越え嚥下，息こらえ嚥下 (p.103)	息をこらえた状態で嚥下し，嚥下後に咳をする．気道防御を実施しながら嚥下を行う方法

Memo

91

直接訓練の実際

■姿勢〔体幹角度調整（リクライニング）〕

目的：誤嚥の予防や軽減

主な対象者：食塊の送り込みに障害がある患者，誤嚥の可能性がある患者，咽頭期障害のある患者，胃食道逆流を生じやすい患者

調整を行う際には，リクライニングとともに，頭頸部の角度も組み合わせて調整する．頸部を前屈させることで咽頭と気管に角度がつき，誤嚥しにくくなる．

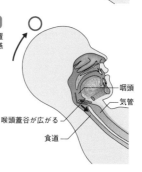

頸部伸展位
咽頭と気管との位置が直線上になり，誤嚥しやすくなる

咽頭
気管
喉頭蓋谷
食道

頸部前屈位
咽頭と気管の位置に角度がつき誤嚥しにくくなる

咽頭
気管
喉頭蓋谷が広がる
食道

リクライニング角度とその特徴

リクライニングの角度	適切な食形態 水分	そのほかの注意事項
30° 	ゼリー／ペースト等のとろみ調整食品を利用した食物	・重症例のスクリーニング時は，この角度から実施するとより段階的な評価が可能 ・重度の嚥下障害でリスクを最小限にして経口摂取を行う場合，ゼリーレベルの食形態であればこの角度は有効
	スクリーニングで嚥下障害があると判断された場合，この姿勢ではとろみ付きが好ましい	
45° 	ゼリー／ペースト食／ソフト食／ムース食／5分菜食など	・30°に比べ，姿勢を整えれば咀嚼等がある程度容易となる ・自力で食事をとるにはやや不便（食器から口までの距離が遠い，傾斜により食事は口に運びにくく，こぼしやすい）
	とろみの有無は機能に応じて判断する	
60° 	ゼリー〜常食	・姿勢を整えればほぼ坐位に近くなるため，自力摂取が容易になってくる ・一方でリクライニングによる誤嚥防止の効果も低下する
	とろみの有無は機能に応じて判断する	

Memo

■一口量の調整

目的：安全かつ効果的な直接訓練や食事介助の実施
主な対象者：摂食嚥下障害患者全般（特に咽頭期障害）

・口腔に取り込める一口量は，口腔容積に左右される．
　※訓練開始時など義歯の長期不使用などによって起こる口腔内のスペースの減少や舌運動の低下によって食塊形成や移送に影響を及ぼす場合があるため，注意しなければならない．
・口腔内に取り込まれ，良好な咀嚼から咽頭に送ることができる量は，食物の性質，舌の運動範囲や噛み合わせの状態などによって異なる．
・1回で嚥下できる一口量は，口峡（口腔と喉頭との間の部分）の開大量によって異なる．
　※口蓋帆挙筋と口蓋舌筋の筋力低下や筋萎縮があれば，口峡の開大量は減少し，嚥下できる一口量も少なくなる．
　　筋力低下や筋萎縮の原因：長期間の絶食や義歯の未装着など．
・食物の粘性が高くなるほど送り込む速度が低下するため，一口量は減少する．
・実際の食事では，スプーンの大きさなど食器を工夫することによって，一口量の調整がしやすくなる．

口峡

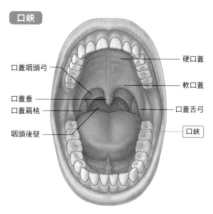

口蓋咽頭弓
口蓋垂
口蓋扁桃
咽頭後壁

硬口蓋
軟口蓋
口蓋舌弓
口峡

口蓋を挙上させる…口蓋帆挙筋
軟口蓋を挙上させ，舌根を引き上げる…口蓋舌筋

口峡は口腔内の奥の部位で上壁は口蓋帆（軟口蓋の後部），下壁は舌根部，側壁は口蓋舌弓，口蓋咽頭弓で囲まれた部分．口蓋舌弓と口蓋咽頭弓の間の凹みが扁桃窩で，そこに口蓋扁桃がある

■スライス型ゼリー丸飲み法

目的：咽頭残留の防止，誤嚥の防止

主な対象者：長期絶食期間を要した患者，訓練開始初期の患者，食
　　　　　　塊形成困難がみられる患者，咽頭残留がみられる患者，
　　　　　　食道入口部開大不全の患者

方法

①ゼリーをスライス型にする．

②患者に，「ゼリーを噛まずに飲んでください」など，ゼリーを崩さずに丸飲みすることをしっかりと説明する．

③ゼリーを口の中に入れて，噛まずに飲んでもらう．

※小さめの平たいスプーンを利用する．

スライス型ゼリー

【スライス型ゼリーのすくい方】

スプーンを縦に入れて，3mm程度（約2〜3g）にスライスする．

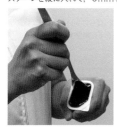
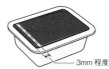

3mm 程度

Memo

■食形態の調節

目的：食塊形成障害を代償，口腔咽頭残留や窒息・誤嚥の予防
主な対象者：摂食嚥下障害患者全般

硬さ
咀嚼のしやすさや咽頭，食道の形状に合わせて変形し，通過しやすさに
関連する．誤嚥時の窒息のリスクも想定して調整したい項目である．

付着性
すべりやすさ，べたつきやすさに関連する．嚥下後に口腔内や咽頭など
に飲み物が残留しやすいかを判断するうえで重要となる．

凝集性
まとまりやすさに関連する．飲み込む過程で食物がばらついてしまうと，
一部は食道に嚥下できても一部は誤嚥することがあるため，凝集性は重
要な項目である．

方法
食材や調理方法の選択，とろみ調整食品（増粘剤，とろみ剤）やゲル
化剤などを利用して，食形態を調節する．

【食塊形成が困難な場合】
付着性が低く，凝集性が高く，軟らかく調整された食物がよい．固形
食材はミキサーなどを利用していったん液状化し，均質でなめらかなゼ
リー・プリン状にしたものから，軟らかく小さな粒状物が含まれているも
のまで，能力に応じて調整する．

【食塊形成が可能な場合】
食塊形成時に離水が少なく凝集性を保つ（ばらけない）ものがよい．患
者の咀嚼力や食塊形成能力に応じた軟らかさに調整する．

とろみの目安

とろみ調整食品で粘度を調整．

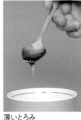 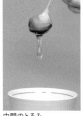 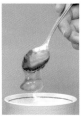

薄いとろみ　　　　　　中間のとろみ　　　　　　濃いとろみ

（田口芳雄 監：脳・神経 ビジュアルナーシング．p.246，Gakken．2014）

■嚥下の意識化（think swallow, effortful swallow）

目的：咽頭残留の軽減，誤嚥予防

主な対象者：嚥下のタイミングのずれにより誤嚥が生じる患者，嚥下後の残留がみられる患者

方法

テレビやラジオを消すなど集中できる環境を整えて，適切な説明のあとつばを飲んでもらう．患者の頭部に手を当てて意識を促すのも一法である．

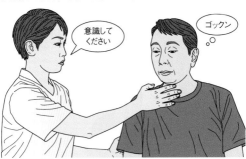

声かけの例

【実施前】

「通常，唾液を1日に1L以上，飲んでいます．ほとんど無意識の状態で飲んでいますが，飲み込みが不十分な場合はしっかりとつばを飲み込むことを意識することが大切です」

【実施後（評価を伝える）】

「食事のときもしっかりと飲み込むことを意識してください」

Memo

■交互嚥下

目的：口腔内や咽頭残留の除去
主な対象者：咽頭残留のある患者

嚥下しにくい（咽頭残留しやすい）物と嚥下しやすい（咽頭残留しにくい）物といった性状の異なる食形態の物を交互に嚥下することにより，口腔内や咽頭残留を除去する．

方法（ペースト食を例に）
食事内容：スクランブルエッグ　ケチャップがけ（舌でつぶせる形態），
焼きなすポン酢ジュレ（ペースト状），ほうじ茶ゼリー（ゼラチン），全粥，きゅうりの漬け物（舌でつぶせる形態），ココアムース
①スクランブルエッグを食べる．一口量に注意する．

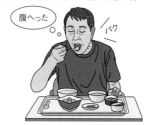

②しっかりと，飲み込む．
③ほうじ茶ゼリーを食べる．すすらないように指導する．
④飲み込んだ後，「あー」と声を出してもらう．もし，湿性嗄声が認められる場合は咳払いをして，空嚥下をしてもらう（次ページ「嚥下後の発声・咳嗽」参照）．

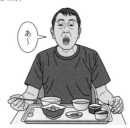

■複数回嚥下／反復嚥下

目的：咽頭残留の軽減，誤嚥予防
主な対象者：咽頭残留のある患者

方法
咽頭残留がある場合，意識的に残留がクリアされるまで，嚥下後に追加して1回〜複数回嚥下をしてもらう．
※咽頭の知覚低下などにより残留の感覚が乏しい場合には，あらかじめ，複数回嚥下をするよう指示する．

■嚥下後の発声・咳嗽

目的：咽頭残留の軽減，誤嚥予防
主な対象者：誤嚥のリスクが高く，不顕性誤嚥が疑われる患者

方法
①飲み込んだ後に「あー」と発声する．

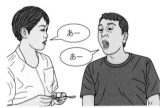

②湿性嗄声が認められる場合は咳払いを促す．
③再び飲み込む，再度，発声させて確認する．

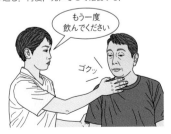

■頸部前屈（頸部屈曲位，顎引き嚥下，chin down，chin tuck，head down）

目的：誤嚥の防止・軽減

主な対象者：嚥下後に誤嚥が生じる患者（原因：舌根後退と咽頭収縮の不足による喉頭蓋谷の食物残留），頸部の緊張が高い患者，嚥下反射惹起前に食物の咽頭流入が生じ誤嚥する患者

主に頸部前屈（屈曲）位と単純顎引き嚥下（頭部屈曲位）がある．
頸部前屈が最も一般的で嚥下には有利と考えられている．

方法〔頸部前屈（屈曲）位〕
頸部をC1からC7まで緩やかに屈曲させた状態で，スライスゼリーを飲み込んでもらう．

①少し座面を前にして椅子に座り，しっかりと背もたれに背をつけるようにする．方法について説明をする．
②ゼリーを口の中に入れて，頸部を屈曲し，ゼリーを飲み込んでもらう．
　※屈曲しすぎると，飲み込みにくくなるため注意する．

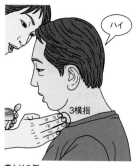

ハイ

3横指

屈曲の目安：顎の先端と胸骨の間を指が縦に3本入る程度

声かけの例
「これからゼリーを口に入れますので，膝を見るようにして飲み込んでください．目安は，顎の先端と胸骨の間を指が縦に3本入る程度です」

■うなずき嚥下

目的：喉頭の挙上・閉鎖を図る.

主な対象者：(嚥下前・中の誤嚥) 喉頭挙上の遅延・範囲縮小がみられる患者, 声門閉鎖不全の患者

方法

飲み込みに合わせて下を向くよう努力的に嚥下をさせる. 坐位であれば膝の辺りを, ベッド上であれば足元を見るようにと患者に視線を意識するように声かけをすることもある.

■頸部回旋 (横向き嚥下, neck rotation, head rotation)

目的：誤嚥の防止, 咽頭残留の軽減

主な対象者：頭頸部腫瘍患者, 嚥下時に咽頭の左右差を認め梨状窩に残留がある患者, 食道入口部の開大不全を認める患者, 一側の声帯麻痺による声門閉鎖不全患者

VFの正面像で検査した結果, 嚥下時に食塊の通り方に左右差がある場合に用いる. 頸部の回旋により生じる咽頭腔の形態的変化を応用した方法

方法

①患者に説明をしてから, 口の中に飲食物を入れる.

②患側に首を向けて, やや下向きにして飲み込んでもらう.

声かけの例

「○側 (患側) に首を向け, 少し下を向きながらごっくんと飲み込んでください」

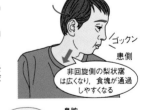

ゴックン
患側

非回旋側の梨状窩は広くなり, 食塊が通過しやすくなる

嚥下した後, 右側に食塊が貯留している (右咽頭残留) 場合

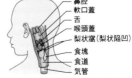

鼻腔
軟口蓋
舌
喉頭蓋
梨状窩 (梨状陥凹)
食塊
食道
気管

左側を向くと右の咽頭腔と右の梨状窩が広がり, 食塊が右側梨状窩を通過しやすくなる

■一側嚥下

目的：重力を利用し，健側への流入を促す．

主な対象者：口腔から咽頭への送り込み不良と咽頭通過の左右差が同時に認められる患者，舌がんや口腔底がんなどの術後に器質的障害が生じた患者

方法

①適切なポジションにして，飲食物を口の中に入れる．

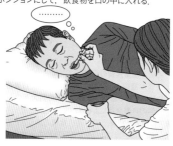

②嚥下してもらう．嚥下後，まだ残っているようであれば，再度飲み込みを促す．

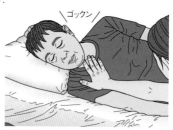

声かけの例

「ゆっくりとゴックンしてください．引っかかっているようであれば，もう一度ゴックンしてください」

注意点

患者の疾患や嚥下障害の状態によって，適切な一口量やポジショニングは異なるため，VEまたはVFを行う．

■声門越え嚥下，息こらえ嚥下 （supraglottic swallow）

目的：嚥下中の誤嚥防止，気道への流入物の喀出，正常な嚥下と呼吸
　　　のパターンの獲得

主な対象者：嚥下中に誤嚥がみられる患者，声門閉鎖の遅延，または
　　　　　　減弱を認める患者，咽頭期嚥下の遅延を認める患者

方法

①患者に説明を行う，呼吸と嚥
　下を意識してもらうようにする．

声かけの例

「まずは，鼻から大きく息を吸って息
を止めます．その状態でしっかりゴッ
クンと飲み込んでください．そのあと
口から息を吐きます」

②鼻から大きく息を吸う．

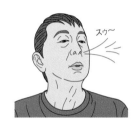

スゥ～

③息を止めて（声門閉鎖），飲み
　込む．

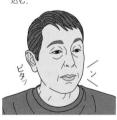

ピタッ　ン

④口から息を吐く（声門を開く）．

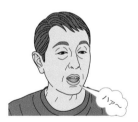

ハァ～

103

■ Tossing

目的：重力を利用し，咽頭へ食塊を送り込む．

主な対象者：口腔期障害（咽頭期には問題がない），咽頭への送り込み
　　　　　　が不良な患者

方法

ある程度食塊が形成され，咽頭へ送り込む際に上を向き，重力で咽頭
に食塊を落とし，その後下を向いて嚥下させる．

注意点

上を向いたときに頸部伸展位となるため，流動物の場合はタイミングが
合わせづらく，患者によっては誤嚥しやすい．そのため，咽頭期に問題
がなく，嚥下するタイミングなどを理解できるケースにのみ適応される．

■ ストローピペット法

目的：咽頭残留の除去

主な対象者：コップやスプーンからの水分摂取が困難な患者（主に認知
　　　　　　症患者や重度障害児）

方法

①コップに入れた水にストローを差し，1～2mL程度の冷水を入れる．
②ストロー口の部分を指で押さえ，患者の口に運び飲ませる．

交互嚥下同様，異なった性状の食物を交互に嚥下することで咽頭残留
の除去にもつながる．

■ PAP（舌接触補助床, palatal augmentation prosthesis）

目的：摂食嚥下障害や構音障害の改善

主な対象者：外科的切除や運動障害により著しい舌の機能障害がある
　　　　　　ために摂食嚥下障害や構音障害を生じた患者

口蓋部を義歯のような装置で厚く補綴することにより，嚥下時の舌と口
蓋との接触を補助し，食塊形成や口腔から咽頭への送り込み，食物残
渣の軽減などを図る．

■ PLP（軟口蓋挙上装置, palatal lift prosthesis）

目的：主に構音機能の改善

主な対象者：軟口蓋挙上不全による鼻咽腔閉鎖不全が認められる患者

装置の上顎の部分から後方に挙上子（ボタン状のプラスチックの板）
を延長して作成する．挙上子で物理的に軟口蓋を持ち上げ，構音や嚥
下時の鼻咽腔の閉鎖を補助する．

食事介助

食事介助

1 食事介助のポイント

■食事介助の適応

①食事を自身の力で摂取できない患者
重度の麻痺、失調症状、治療上の理由により姿勢制限などがあり、食事を自力でとることが困難な場合

②認知期の障害により自力摂取が難しい患者
覚醒状態が良好で、比較的経口摂取の安全性も確保されているにもかかわらず、認知機能低下により自力摂取が難しい場合

認知期の障害　介助時のポイント

――環境――
・テレビを消すなど、周囲の音に配慮する
・カーテンやパーティションを使用する
・食物は認知しやすい場所に配置する

――介助――
・メニューを読み上げる
・食物の形態・香りなどを伝える
・適切な介助のスピード・話しかけるタイミングに配慮する
・患者が上を向かない位置で介助することを心がける

■介助時の位置

介助者が患者の視線より高い位置にいると、患者が上を向いてしまう可能性がある。上を向いた状態では、気道が開き誤嚥のリスクが高まるため注意する。

■一口量

一般的には2〜5gがよいとされている。また、認知機能低下などにより口頭指示の理解が難しい患者の場合に、摂取量をコントロールするために、スプーンを小さくするなどの一口量を調整する工夫も有効である。

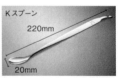

Kスプーン
220mm
20mm

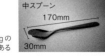

中スプーン
170mm
30mm

2gと3gの規格がある

小スプーン
187mm
25mm

食事介助

2 食事前の準備

■正しい坐位（シーティング）

対象：健康〜軽度嚥下障害

正しい坐位は咀嚼・嚥下機能の維持，改善に重要．食事のときだけではなく，正しい坐位の保持（シーティング）を日常的に行う．

支持基底面：足底，大腿部の裏側，
　　　　　　坐骨でつくる面
圧中心点：重心（坐位では胸骨の
　　　　　裏側あたりに位置する）
　　　　　から下ろした垂直線と支
　　　　　持基底面との交わる点

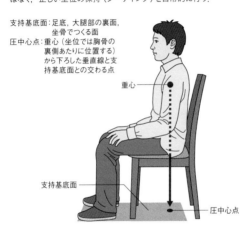

重心

支持基底面

圧中心点

・正しい坐位では，支持基底面の中に圧中心点が収まる
・円背など，骨盤が後傾した坐位では，圧中心点が支持基底面の後方に移動．後方にバランスを崩しやすくなる→体幹筋力の低下，咀嚼嚥下機能の低下につながる（次頁参照）

食事時の姿勢のポイント（上図）

・足を床に接地させる（車椅子ではフットレストから足を下ろす）
・視線が食事に向くようにテーブルや椅子の高さを調整する
・背筋をできる限り伸ばし，顎を軽く引いてもらう

107

■正しい坐位の効果

・能動的に上肢・手の使用が可能になる→活動性の向上，関節拘縮や筋力低下の予防
・坐位のバランスが改善する→坐っていることで生じる苦痛の軽減

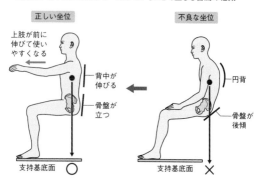

正しい坐位
上肢が前に伸びて使いやすくなる
背中が伸びる
骨盤が立つ
支持基底面 ○

不良な坐位
円背
骨盤が後傾
支持基底面 ✕

姿勢と咀嚼嚥下機能

・正しい坐位姿勢をとることにより，体幹筋が強化され骨盤が立ち上がり，脊柱のアライメント（S字カーブ）が保持される．
・嚥下時の喉頭挙上に関与する舌骨上筋群（オトガイ舌骨筋など）と舌骨下筋群（甲状舌骨筋など）が強く働くようになる．
・喉頭の動き（挙上）が改善し，舌圧も高くなり，嚥下機能が改善する．
　※舌圧：舌が口蓋を押し付ける力．嚥下時には高い舌圧が必要

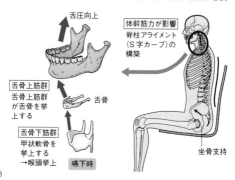

舌圧向上

体幹筋力が影響
脊柱アライメント（S字カーブ）の構築

舌骨上筋群
舌骨上筋群が舌骨を挙上する

舌骨

舌骨下筋群
甲状軟骨を挙上する→喉頭挙上

嚥下時

坐骨支持

108

姿勢による排便への影響

・排便に必要な要素は①大腸の蠕動運動，②直腸への「重力」，③「いきみ（呼吸筋による）」「踏ん張り（腹筋による）」で，「重力」「いきみ」「踏ん張り」の力の方向軸が一致して直腸に作用する．

・坐位（やや前傾位）で足部を安定させて踏み込む姿勢では，「重力」「いきみ」「踏ん張り」の力の方向軸が一致して直腸に作用し，重力の影響もプラスされる（図左）．

・仰臥位や背もたれにもたれた状態の坐位では，呼吸筋や腹筋の働きが低下し「いきみ」が弱くなり，踏ん張ることができない．また，いきみを加えてもその方向と肛門管との軸にずれが生じる（図右）．

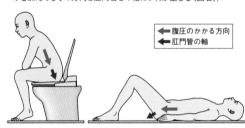

← 腹圧のかかる方向
← 肛門管の軸

■ リクライニング位

対象：明らかな嚥下障害がある場合など

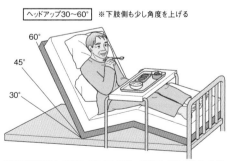

ヘッドアップ30〜60°　※下肢側も少し角度を上げる

60°
45°
30°

姿勢に傾斜をもたせることで前方の気管への落下・流入を防ぐ．ただし一口量や食形態によっては誤嚥しやすくなる

■唾液腺のマッサージ

三大唾液腺（耳下腺，顎下腺，舌下腺）から，口腔内の唾液腺開口部に唾液を押し出すようにマッサージを行う．

耳下腺への刺激

顎下腺への刺激

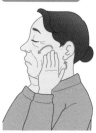
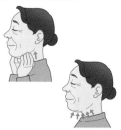

（山崎 裕ほか編著：ひとりだちできる 口腔ケア 現場で役立つ！ 知っておきたいQ&A．p.29，Gakken，2021）

■食事時の観察項目

嚥下反射の確認

食事介助時は，頸部触診，頸部聴診，経皮動脈血酸素飽和度（SpO_2）の測定を行い，嚥下反射を確認する（p.48「スクリーニングテスト」参照）．ほかにも意識レベル（意識清明～ JCS1桁），安定した全身状態（発熱の有無，バイタルサイン等）の確認，そして誤嚥徴候があるか否かを観察する．

経口摂取時に誤嚥を疑う徴候

- 水分や食事を口に含んだ状態で，飲み込む前にむせる
- 水分や食事を飲み込む際に，嚥下反射がなかなか起こらずむせる
- 水分や食事を飲み込む瞬間にむせる
- 水分や食事を飲み込んだ後，しばらくしてむせる
- 食事中に，患者が呼吸困難感や疲労感を訴える
- 食事中に呼吸の促迫やチアノーゼが出現するなど，呼吸状態悪化の徴候がある
- 食事中または食後に，著明な湿性嗄声が出現する
- 食事中または食後に，頸部聴診で湿性音が観察される
- 食事中または食後に，痰の量が増える
- 食後の呼吸音聴診で，副雑音が聴取される

食事介助

③ 食形態

■嚥下食の食形態

学会分類2021（食事）

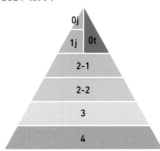

【嚥下訓練食品 0j】均質で，付着性，凝集性，かたさに配慮したゼリー，離水が少なく，スライス状にすくうことが可能なもの

【嚥下訓練食品 0t】均質で，付着性，凝集性，かたさに配慮したとろみ水（中間のとろみあるいは濃いとろみのどちらかが適している）

【嚥下調整食 1j】均質で，付着性，凝集性，かたさ，離水に配慮したゼリー・プリン・ムース状のもの

【嚥下調整食 2-1】ピューレ，ペースト，ミキサー食など，均質でなめらかでべたつかず，まとまりやすいもの，スプーンですくって食べることが可能なもの

【嚥下調整食 2-2】ピューレ，ペースト，ミキサー食などで，べたつかず，まとまりやすいもので不均質なものも含む，スプーンですくって食べることが可能なもの

【嚥下調整食 3】形はあるが，押しつぶしが容易，食塊形成や移送が容易，咽頭でばらけず嚥下しやすいように配慮されたもの，多量の離水がない

【嚥下調整食 4】かたさ，ばらけやすさ，粘りつきやすさなどのないもの，箸やスプーンで切れるやわらかさ

（日本摂食嚥下リハビリテーション学会：日本摂食・嚥下リハビリテーション学会嚥下調整食分類2021．日本摂食嚥下リハビリテーション学会誌，25（2）:138, 139, 2021を改変）

■学会分類2021（食事）早見表

コード[I-8項]	名称	形態	目的・特色	主食の例	必要な咀嚼能力[I-10項]	他の分類との対応[I-7項]
0	嚥下訓練食品0j	均質で、付着性・凝集性・かたさに配慮したゼリー 離水が少なく、スライス状にすくうことが可能なもの	重度の症例に対する評価・訓練用 少量をすくってそのまま丸呑み可能 残留した場合にも吸引が容易 たんぱく質含有量が少ない		（若干の送り込み能力）	嚥下食ピラミッドL0 えん下困難者用食品許可基準I
0	嚥下訓練食品0t	均質で、付着性・凝集性・かたさに配慮したとろみ水（原則的には、中間のとろみあるいは濃いとろみ*のどちらかが適している）	重度の症例に対する評価・訓練用 少量ずつ飲むことを想定 ゼリー丸呑みで誤嚥したりゼリーが口中で溶けてしまう場合 たんぱく質含有量が少ない		（若干の送り込み能力）	嚥下食ピラミッドL3の一部（とろみ水）
1	嚥下調整食1j	均質で、付着性、凝集性、かたさ、離水に配慮したゼリー・プリン・ムース状のもの	口腔外で既に適切な食塊状となっている（少量をすくってそのまま丸呑み可能）送り込む際に多少意識して口蓋に舌を押しつける必要がある 0jに比し表面のざらつきあり	おもゆゼリー、ミキサー粥のゼリー など	（若干の食塊保持と送り込み能力）	嚥下食ピラミッドL1・L2 えん下困難者用食品許可基準II UDF区分かまなくてよい（ゼリー状）（UDF：ユニバーサルデザインフード）
2	嚥下調整食2-1	ピューレ・ペースト・ミキサー食など、均質でなめらかで、べたつかず、まとまりやすいもの スプーンですくって食べることが可能なもの	口腔内の簡単な操作で食塊状となるもの（咽頭では残留、誤嚥をしにくいように配慮したもの）	粒がなく、付着性の低いペースト状のおもゆや粥	（下顎と舌の運動による食塊形成能力および食塊保持能力）	嚥下食ピラミッドL3 えん下困難者用食品許可基準II UDF区分かまなくてよい

		形態	目的・特色	主食の例	必要な咀嚼能力	他の分類との対応
2	嚥下調整食2-2	ピューレ・ペースト・ミキサー食など、べたつかず、まとまりやすいもので不均質なものも含むスプーンですくって食べることが可能なもの		やや不均質(粒がある)でもやわらかく、離水もなく付着性も低い粥類	(下顎と舌の運動による食塊形成能力および食塊保持能力)	嚥下食ピラミッドL3 えん下困難者用食品許可基準III UDF区分 かまなくてよい
3	嚥下調整食3	形はあるが、押しつぶしが容易、食塊形成や移送が容易、咽頭でばらけず嚥下しやすいように配慮されたもの多量の離水がない	舌と口蓋間で押しつぶしが可能なもの押しつぶしや送り込みの口腔操作を要し(あるいはそれ以上の機能を有し)、かつ誤嚥のリスク軽減に配慮がなされているもの	離水に配慮した粥など	舌と口蓋間の押しつぶし能力以上	嚥下食ピラミッドL4 UDF区分 舌でつぶせる
4	嚥下調整食4	かたさ・ばらけやすさ・貼りつきやすさなどのないもの箸やスプーンで切れるやわらかさ	誤嚥と窒息のリスクを配慮して素材と調理方法を選んだもの歯がなくても対応可能だが、上下の歯槽提間で押しつぶすあるいはすりつぶすことが必要で舌と口蓋間で押しつぶすことは困難	軟飯・全粥など	上下の歯槽提間の押しつぶし能力以上	嚥下食ピラミッドL4 UDF区分 舌でつぶせる および UDF区分 歯ぐきでつぶせる およびUDF区分 容易にかめるの一部

学会分類2021は、概説・総論、学会分類2021(食事)、学会分類2021(とろみ)から成り、それぞれの分類には早見表と本文がある。本表は学会分類2021(食事)の早見表である。本表を使用するにあたっては必ず「嚥下調整食学会分類2021」の本文を熟読されたい。なお、本表中の[ ]表示は、本文中の該当箇所を指す

＊上記0tの「中間のとろみ・濃いとろみ」については、学会分類2021(とろみ)を参照されたい。本表に該当する食事において、汁物を含む水分にはとろみを付ける。[I-9頁]
ただし、個別に水分の嚥下評価をしてとろみ付けが不要と判断された場合には、その原則は解除できる。他の分類との対応については、学会分類2021の記載をご参照いただきたい。[I-7頁]

(日本摂食嚥下リハビリテーション学会:日本摂食嚥下リハビリテーション学会嚥下調整食分類 2021. 日本摂食嚥下リハビリテーション学会誌 25 (2):139, 2021)

■学会分類2021（とろみ）早見表

	段階1 薄いとろみ【Ⅲ-3項】 Mildly thick	段階2 中間のとろみ【Ⅲ-2項】 Moderately thick	段階3 濃いとろみ【Ⅲ-4項】 Extremely thick
英語表記	Mildly thick	Moderately thick	Extremely thick
性状の説明 （飲んだとき）	「drink」するという表現が適切なとろみの程度 口に入れると口腔内に広がる液体の種類・味や温度によっては、とろみが付いていることがあまり気にならない場合もある 飲み込む際に大きな力を要しないストローで容易に吸うことができる	明らかにとろみがあることを感じ、かつ「drink」するという表現が適切なとろみの程度 口腔内での動態はゆっくりですぐには広がらない 舌の上でまとめやすい ストローで吸うのは抵抗がある	明らかにとろみが付いていて、まとまりがよい 送り込むのに力が必要 スプーンで「eat」するという表現が適切なとろみの程度 ストローで吸うことは困難
性状の説明 （見たとき）	スプーンを傾けるとすっと流れ落ちるフォークの歯の間から素早く流れ落ちるカップを傾け、流れ出た後には、うっすらと跡が残る程度の付着	スプーンを傾けるととろとろと流れるフォークの歯の間からゆっくりと流れ落ちるカップを傾け、流れ出た後には、全体にコーティングしたように付着	スプーンを傾けても、形状がある程度保たれ、流れにくいフォークの歯の間から流れ出ないカップを傾けても流れ出ない（ゆっくりと塊となって落ちる）
粘度（mPa・s） 【Ⅲ-5項】	50〜150	150〜300	300〜500
LST値（mm） 【Ⅲ-6項】	36〜43	32〜36	30〜32

シリンジ法による残留量 (mL) 【III-7頁】	2.2～7.0	7.0～9.5	9.5～10.0

学会分類2021は、概説、総論、学会分類2021（食事）、学会分類2021（とろみ）から成り、本表は学会分類2021（とろみ）の早見表である。本表は学会分類2021（とろみ）の本文を抜粋したものである。本表を使用するにあたっては必ず「嚥下調整食学会分類2021」の本文を熟読されたい。なお、本文中の【 】表示は、本文中の該当箇所を指す。

粘度：コーンプレート型回転粘度計を用い、測定温度20℃、ずり速度50s⁻¹における1分後の粘度測定結果【III-5頁】。

LST値：ラインスプレッドテスト用プラスチック測定板を用いて内径30mmの金属製リングに試料を20mL注入し、30秒後にリングを持ち上げ、30秒後に試料の広がり距離を6点測定し、その平均値をLST値とする【III-6頁】。

注1．LST値と粘度は完全には相関しない。そのため、特に境界値付近においては注意が必要である。
注2．ニュートン流体ではLST値が高く出る傾向があるため注意が必要である。
注3．10mLのシリンジ筒を用い、粘度測定しない液体を10mLまで入れ、10秒間自然落下させた後のシリンジ内の残留量である。

（日本摂食嚥下リハビリテーション学会：日本摂食・嚥下リハビリテーション学会嚥下調整食分類2021．日本摂食嚥下リハビリテーション学会誌．25（2）：144，2021）

■学会分類2021と他介護食分類の対応

日本摂食嚥下リハビリテーション学会

嚥下調整食分類2021と他介護食分類の対応

学会分類2021
ⓒ日本摂食嚥下リハビリテーション学会
この図を使用する際は、最新情報をご確認いただき、「学会分類2021」を必ずご参照ください。

[0・1] 物性に配慮した離水の少ないもの

0j 嚥下訓練食品0j
たんぱく質含有量が少ないゼリー

1j 嚥下調整食1j
たんぱく質含有量は多少含むプリン・ゼリー・ムース状など

0t 嚥下訓練食品0t
j：ゼリー：Jelly
とろみ：thickness
学会分類2021とろみの中間～濃いとろみのたんぱく質含有量が少ないこと

2-1 嚥下調整食2-1
均質でなめらかなもの（あまりさらさらしすぎないこと）

2-2 嚥下調整食2-2
やわらかい粒などを含む均質で不均質なもの

[2-1 2-2] べたつかず、まとまりやすいミキサー食・ペースト食など

学会分類2021	嚥下ピラミッド	特別用途食品	UDF	スマイルケア食
0j	L0（開始食）	許可基準I	-	0
0t	L3の一部（とろみ水）	-	-	0
1j	L1・L2（嚥下食I・II）	許可基準II	かまなくてよい	1
2-1	L3（嚥下食III）	許可基準III	かまなくてよい	2
2-2	L3（嚥下食III）	許可基準III	かまなくてよい	2

他分類

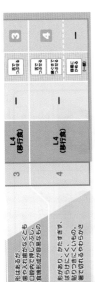

	3		
L4（移行食）	3	—	歯ぐきでつぶせる
L4（移行食）	4	—	歯でつぶせる／歯ぐきでつぶせる／歯ぐきにかるく一押し

嚥下調整食3

形はあるが、歯や入れ歯がなくとも口腔内で押しつぶし、食塊形成が容易なもの

嚥下調整食4

形があり、かたすぎず、ばらけにくい、貼りつきにくいもの。箸で切れるやわらかさ

（株式会社ヘルシーネットワーク　はつらつ食品カタログ）

117

■ユニバーサルデザインフードの区分表

区　分	容易にかめる ユニバーサルデザインフード	歯ぐきでつぶせる ユニバーサルデザインフード	舌でつぶせる ユニバーサルデザインフード	かまなくてよい ユニバーサルデザインフード
かむ力の目安	かたいものや大きいものはやや食べづらい	かたいものや大きいものは食べづらい	細かくてやわらかければ食べられる	固形物は小さくても食べづらい
飲み込む力の目安	普通に飲み込める	ものによっては飲み込みづらいことがある	水やお茶が飲み込みづらいことがある	水やお茶が飲み込みづらい
かたさの目安 ※食品のメニュー例で幅はありません。 ごはん	ごはん～やわらかごはん	やわらかごはん～全がゆ	全がゆ	ペーストがゆ
たまご	厚焼き卵	だし巻き卵	スクランブルエッグ	やわらかい茶わん蒸し(具なし)
肉じゃが	やわらか肉じゃが	具材小さめやわらか肉じゃが	具材小さめさらにやわらか肉じゃが	ペースト肉じゃが
調理例（ごはん）				
物性規格 かたさ上限値 N/m²	5×10⁵	5×10⁴	ゾル:1×10⁴ ゲル:2×10⁴	ゾル:3×10³ ゲル:5×10³
粘度下限値 mPa·s			ゾル:1500	ゾル:1500

※ゾルとは、液体、もしくは固形物が液体中に分散しており、流動性を有する状態をいう。ゲルとは、ゾルが流動性を失いゲル化した状態をいう。

（日本介護食品協議会：UDFってなに？ わかるUDF 食べる楽しみをすべての人に. https://www.udf.jp/consumers/index.html より抜粋, 2023年8月21日検索）

■スマイルケア食の分類

青マーク：噛むこと・飲み込むことに問題はないものの，健康維持上栄養補給を必要とする方向けの食品
黄マーク：噛むことに問題がある方向けの食品
赤マーク：飲み込むことに問題がある方向けの食品

分類

スマイルケア食

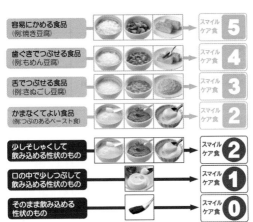

容易にかめる食品（例：焼き豆腐）	スマイルケア食 **5**
歯ぐきでつぶせる食品（例：もめん豆腐）	スマイルケア食 **4**
舌でつぶせる食品（例：きぬごし豆腐）	スマイルケア食 **3**
かまなくてよい食品（例：つぶのあるペースト食）	スマイルケア食 **2**
少しそしゃくして飲み込める性状のもの	スマイルケア食 **2**
口の中で少しつぶして飲み込める性状のもの	スマイルケア食 **1**
そのまま飲み込める性状のもの	スマイルケア食 **0**

（農林水産省：スマイルケア食（新しい介護食品），https://www.maff.go.jp/j/shokusan/seizo/kaigo.htmlより抜粋 2023年8月21日検索）

■とろみ調整食品の例

原材料	特徴	製品例
デンプン系	・添加量が多く必要だが，素早く粘度がつく ・型抜きできる程度のムース状にするとべたつき感が出るので注意する ・主原料がデンプンのため，口腔内に入ると唾液に含まれるアミラーゼの影響を受け，とろみがゆるみやすい	ムースアップ
グアーガム系	・グアーガムという植物の種子に由来する ・少量でとろみが付く ・白濁が生じる（味や安全性には問題ない）	ハイトロミール
キサンタンガム系	・現在，もっとも主流の増粘剤 ・微生物由来のキサンタンガムが主原料 ・液体が濁らない ・味が比較的変わらない	ネオハイトロミール，つるりんこQuickly，明治トロメイクSP，ソフティアSなど

■ゲル化剤の例

名称	主原料	特徴
寒天	海藻	・融点が高いため，口内で溶けない ・寒天で作ったゼリーは凝集性が低く，咀嚼するとばらけるため，寒天ゼリーは嚥下困難な患者には不向き
ゼラチン	コラーゲン（動物の皮や骨）	・ゼラチンで作ったゼリーは変形しやすいのが特徴で，比較的嚥下困難者には向いている ・ゼラチンの融点は寒天と比べると低く，送り込みに時間がかかる場合は口内で溶ける ・夏場などの熱い時期は，室温で溶けて物性が変わることもあるため，注意する
カラギーナン	海藻	・一般食品（ヨーグルトやドレッシング等）にも安定剤として使われていることがある ・ゼリーにすると，ゼラチンと寒天の中間のような物性になる ・融点はゼラチンと比べると高いが，口内で溶けることがある
耐熱性ゲル化剤	デキストリンなど	・液体やミキサーにかけた総菜などを固形化できる ・固めたものを加温できる製品もある 【製品例】 スベラカーゼ，まとめるこeasy，ホット＆ソフトプラス，スルーパートナー

食事介助

4 緊急対応

■窒息物の除去方法

ハイムリッヒ法
方法
反応のある窒息状態の患者に対して，上腹部（胸骨と臍のあいだ）を斜め上方向に圧迫し，その圧力で気道の異物を吐き出させる応急処置法．
意識のない人には，内臓破裂のおそれがあるため実施してはいけない．
意識を失ったら中止する．

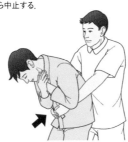

（竹尾惠子監：看護技術プラクティス 第4版．p.154，Gakken，2019を改変）

背部叩打法
方法
患者の頭部を下げ，うしろから，手掌基部（手の付け根）で両側の肩甲骨の中間辺りを強く叩く．

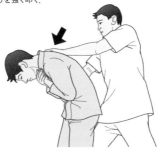

（竹尾惠子監：看護技術プラクティス 第4版．p.154，Gakken，2019を改変）

Memo

栄養管理

栄養評価

■主観的包括的栄養評価
（SGA：subjective global assessment）

わが国の施設で多く用いられている．体重の変化，食事摂取量の変化，消化器症状，機能状態（活動性），疾患および疾患と栄養必要量の関係，身体所見をそれぞれ評価し，栄養状態良好・中等度の栄養不良・高度の栄養不良の3段階に分類する．

A. 病歴

1. 体重の変化
   過去6か月間における体重減少：＿＿＿＿＿kg
   （減少率%）＿＿＿＿＿%
   過去2週間における変化：□増加　　□変化なし　　□減少

2. 食物摂取量の変化（平常時との比較）
   □変化なし
   □変化あり
   　変化の期間：＿＿＿＿＿週
   　食べられるもの：□固形食　　□完全液体食　　□水分
   　　　　　　　　　□食べられない

3. 消化器症状（2週間以上の持続）
   □なし　　□悪心　　□嘔吐　　□下痢　　□食欲不振

4. 機能状態（活動性）
   機能障害：□なし　　□あり
   持続期間：＿＿＿＿＿週
   タイプ：□日常生活可能　　□歩行可能　　□寝たきり

5. 疾患および疾患と栄養必要量の関係
   初期診断：＿＿＿＿＿＿＿＿＿＿＿＿＿＿＿＿＿＿＿＿
   代謝需要（ストレス）：□なし　　□軽度　　□中等度　　□高度

B. 身体（スコア0＝正常，1＋＝軽度，2＋＝中等度，3＋＝高度）

皮下脂肪の減少（上腕三頭筋，胸部）	＿＿＿＿＿
筋肉喪失（四頭筋，三角筋）	＿＿＿＿＿
下腿浮腫	＿＿＿＿＿
仙骨部浮腫	＿＿＿＿＿
腹水	＿＿＿＿＿

C. 主観的包括的評価

□栄養状態良好
□中等度の栄養不良
□高度の栄養不良

（Detsky AS et al：What is subjective global assessment of nutritionalstatus? JPEN 11 (1)：8-13, 1987より作成）

（小西敏郎ほか編：見てできる栄養ケア・マネジメント図鑑栄養管理ビジュアルガイド. Gakken, 2018）

■客観的栄養評価
（ODA：objective data assessment）

評価項目	内容
症状	・栄養評価の観点からみる ・やせ，筋肉量の減少，貧血，発熱，浮腫，脱水などに注意する
身体計測	・身長，体重，体重減少率，体格指数（BMI），上腕周囲長（AC），上腕三頭筋皮下脂肪厚（TSF），遅延型皮膚過敏反応（DCH）などからみる ・身長：身長は必要エネルギーの算出に利用される．寝たきり状態などで立位が困難な場合は，関節ごとにメジャーを当てて計測するか，膝下高や指先端距離（span）から推定身長を求める． ・体重：体重の増減は脱水や浮腫，胸水などがなければエネルギー過不足の評価となる．体重減少率は一定期間に平常時体重（数か月間安定していたときの体重）から低下した割合である．1か月に5%以上，6か月で10%以上の減少は低栄養状態のリスクとなる．また，短期間での減少が大きいほど低栄養は重症である 体重減少率＝（平常時体重－現体重）÷平常時体重×100 〈体重減少率の判定基準〉

〈体重減少率の判定基準〉

期間	有意な減少	高度な減少
1週間	1～3%	3%≦
1か月	5%	5%≦
3か月	7.5%	7.5%≦
6か月	10%	10%≦

・上腕周囲長（AC），上腕三頭筋皮下脂肪厚（TSF）：ACとTSFの値によって上腕筋囲長（AMC）と上腕筋面積（AMA）を求める．AC，TSF，AMC，AMAは身体を構成する体組成の評価となる．AMCは骨格筋量つまり貯蔵タンパク質量の評価ともなる

$$AMC (cm) = AC (cm) - TSF (cm) \times \pi$$
$$AMA (cm^2) = [AMC (cm)]^2 \div 4\pi$$

π：円周率（3.14）

| 検体検査 | 血糖，総タンパク，アルブミン，総コレステロール，コリンエステラーゼ，電解質などから基本的な栄養状態を把握し，CRP，赤沈値から炎症の強度を評価する．栄養治療の早期効果判定には，半減期の短い血清トランスフェリン，血清プレアルブミン，レチノール結合タンパクなどが有用である |

（稲川利光監：リハビリテーションナビカード．Gakken，2012）

■血清タンパク：基準値と半減期

検査項目	基準値	半減期
アルブミン (Alb)	4.0～5.2 (g/dL)	21日
トランスサイレチン (TTR) (プレアルブミン)	男性 23.0～42.0 (mg/dL) 女性 22.0～24.0 (mg/dL)	3～4日
総リンパ球数 (TLC)	男性 1,500～3,200 (/μL) 女性 1,600～3,400 (/μL)	－
総コレステロール (TC)	120～219 (mg/dL)	2.5日
コリンエステラーゼ (Ch-E)	206～517 (U/L)	11日
トランスフェリン (Tf)	男性 190～300 (mg/dL) 女性 200～300 (mg/dL)	7日
レチノール結合タンパク (RBP)	2.4～7.0 (mg/dL)	12～14時間
C反応性タンパク (CRP)	0.0～0.3 (mg/dL)	6～8時間

・血清アルブミン値：アルブミンは肝臓で合成されるタンパクで，タンパク貯蔵を反映．3.5g/dL以下は栄養不良のリスクがある
・血清プレアルブミン：チロキシン（甲状腺ホルモンの1つ）の輸送を行う．17mg/dL以下は急性栄養不良のリスクがある
・総リンパ球数：免疫能を反映．1,500/μL以下は栄養不良のリスクがある
・血清トランスフェリン：鉄分の輸送タンパク．プレアルブミンと同様に半減期が短いので，栄養状態を感度よく反映する
・レチノール結合タンパク：レチノール（ビタミンA₁）の輸送タンパク
・CRP：炎症のマーカー

(稲川利光監：リハビリテーションナビカード，Gakken，2012)

Memo

■低栄養の判定　GLIM（global leadership initiative on malnutrition）基準

アセスメント ▶ 診断

現症			病因	
意図しない体重減少	低BMI (kg/m²)	筋肉量減少	食事摂取量減少/消化吸収能低下	疾患による負荷/炎症の関与
□>5%：過去6か月以内 or □>10%：過去6か月以上	□<20：70歳未満 □<22：70歳以上 [アジア] □<18.5：70歳未満 □<20：70歳以上	□筋肉量減少：身体組成測定（DXA, BIA, CT, MRIなどで計測） [アジア] □筋肉量減少：人種による補正（上腕周囲長，下腿周囲長なども可）	□食事摂取量≦50%（エネルギー必要量の）：1週間以上 or □食事摂取量の低下：2週間以上持続 or □食物の消化吸収障害：慢性的な消化器症状	□急性疾患や外傷による炎症 or □慢性疾患による炎症
上記3項目の1つ以上に該当			上記2項目の1つ以上に該当	

診断

低栄養			
重症度判定			
現症	体重減少	低BMI (kg/m²)	筋肉量減少
ステージ1 中等度低栄養	□5〜10%：過去6か月以内 □10〜20%：過去6か月以上	□<20：70歳未満 □<22：70歳以上	□軽度－中程度の減少
ステージ2 重度の低栄養	□>10%：過去6か月以内 □>20%：過去6か月以上	□<18.5：70歳未満 □<20：70歳以上	□重大な減少

(Cederholm T, Jensen GL, Correia MITD et al：GLIM criteria for the diagnosis of malnutrition – A consensus report from the global clinical nutrition community. Clin Nutr 38 (1)：1-9, 2019)

■基礎エネルギー消費量の推算式

基礎エネルギー消費量（BEE）は，心臓を動かす，呼吸をするなど，生きていくために最低限必要とされるエネルギー量のことである．

1. 国立健康・栄養研究所の式

男性
BEE（kcal/日）＝
$(0.0481×w+0.0234×h-0.0138×a-0.4235)×1.000/4.186$

女性
BEE（kcal/日）＝
$(0.0481×w+0.0234×h-0.0138×a-0.9708)×1.000/4.186$

［w：体重（kg），h：身長（cm），a：年齢（歳）］

2. Harris-Benedictの式

男性
BEE（kcal/日）＝$66.4730+13.7516×w+5.0033×h-6.7550×a$

女性
BEE（kcal/日）＝$655.0955+9.5634×w+1.8496×h-4.6756×a$

［w：体重（kg），h：身長（cm），a：年齢（歳）］

3. BEEを算出する簡易式

男性
BEE（kcal/日）＝$14.1×w+620$

女性
BEE（kcal/日）＝$10.8×w+620$

［w：体重（kg）］

■1日必要エネルギー量の算出

1日必要エネルギー（kcal/日）＝BEE×活動係数×ストレス係数
活動係数

寝たきり	ベッド安静	トイレ歩行	やや低い	適度	高い
1.0〜1.1	1.2	1.3	1.5	1.7	1.9

ストレス係数（正常時は1.0）

がん	感染症（軽症）	感染症（中等度）	手術（軽度）	手術（中等度）	手術（重度）	熱傷
1.1〜1.3	1.2	1.5	1.1	1.2	1.8	1.2〜2.0

（落合慈之監：リハビリテーションビジュアルブック 第2版．p.462，Gakken，2016）

栄養管理

2 栄養療法

■栄養管理のルートの選択

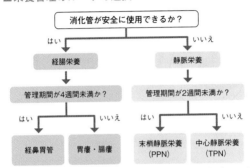

（ASPEN Board of Directors : Guidelines for the use of parenteral and enteral nutrition in adult and pediatric patients. JPEN 17(suppl) : 1SA-52SA, 1993を改変）

■経腸栄養法の利点（静脈栄養法との比較）

1. 腸管粘膜の維持（腸管粘膜の萎縮の予防）
2. 免疫能の維持，バクテリアル・トランスロケーションの回避
3. 代謝反応の亢進の抑制（侵襲からの早期回復）
4. 胆汁うっ滞の回避
5. 消化管の生理機能の維持（腸蠕動運動，消化管ホルモン分泌）
6. カテーテル関連血流感染症（CRBSI），気胸などのTPN時の合併症がない
7. 長期管理が容易である
8. 廉価である

■経管栄養法の投与経路

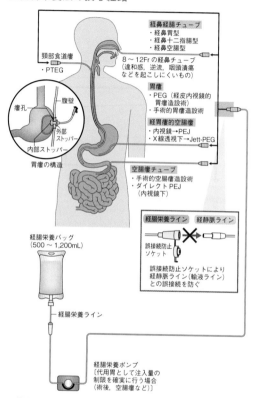

経鼻経腸チューブ
・経鼻胃型
・経鼻十二指腸型
・経鼻空腸型

8〜12Frの経鼻チューブ
(違和感、逆流、咽頭潰瘍
などを起こしにくいもの)

頸部食道瘻
・PTEG

瘻孔
腹壁
外部
ストッパー
内部ストッパー

胃瘻の構造

胃瘻
・PEG（経皮内視鏡的
胃瘻造設術）
・手術的胃瘻造設術

経胃瘻的空腸瘻
・内視鏡→PEJ
・X線透視下→Jett-PEG

空腸瘻チューブ
・手術的空腸瘻造設術
・ダイレクトPEJ
（内視鏡下）

経腸栄養ライン **経静脈ライン**

誤接続防止
ソケット

誤接続防止ソケットにより
経静脈ライン（輸液ライン）
との誤接続を防ぐ

経腸栄養バッグ
（500〜1,200mL）

経腸栄養ライン

経腸栄養ポンプ
〔代用胃として注入量の
制限を確実に行う場合
（術後、空腸瘻など）〕

（落合慈之監：消化器疾患ビジュアルブック 第2版. p.372, Gakken, 2014を改変）

130

■経腸栄養剤の分類

- 一般的に、経腸栄養剤は窒素源の分解の程度で分類されるが、そのほかにも、栄養剤の剤形（粉末状、液状）、医薬品か食品扱いか、病態別などに分けることができる
- 天然濃厚流動食はタンパク源が天然食品由来であり、通常の食事と同様の消化吸収能を要する
- 人工濃厚流動食は、天然の素材を人工的に処理したり、あるいは合成アミノ酸、低分子ペプチドやビタミン、微量元素を加えた栄養剤である
- 人工濃厚流動食は窒素源の違いから、半消化態栄養剤（タンパク質）、消化態栄養剤（ペプチド）、成分栄養剤（アミノ酸）に分類される

1. **一般的分類（窒素源による分類）**
   - 天然濃厚流動食
   - 人工濃厚流動食
     - 半消化態栄養剤（PF：polymeric formula）
     - 消化態栄養剤（OF：oligomeric formula）
     - 成分栄養剤（ED：elemental diet）

2. **医薬品、食品扱いによる分類**
   - 薬品：成分栄養剤、消化態栄養剤の一部、半消化態栄養剤の一部
   - 食品：多くの消化態栄養剤・半消化態栄養剤、天然濃厚流動食

3. **栄養剤の性状（粉末、液体）による分類**

4. **濃度による分類**
   - 高濃度タイプ（1.5〜2.0kcal/mL）
   - 通常濃度タイプ（1.0kcal/mL）

5. **その他**
   - 病態別栄養剤：肝不全用、腎不全用、糖尿病用、呼吸器疾患用、免疫賦活用など
   - 半固形化栄養剤：寒天、ペクチン液、とろみ剤などで形状を変化させた栄養剤

（落合慈之：監：消化器疾患ビジュアルブック 第2版. p.373, Gakken, 2014を改変）

■主な経腸栄養剤の例

半消化態栄養剤	医薬品：エンシュア・リキッド、エンシュア・H、ラコールNF、エネーボ配合経腸用液、イノラス配合経腸用液、アミノレバンEN 食品：アイソカルシリーズ、ラクフィアシリーズ、MA-R2.0シリーズ、CZ-Hiシリーズ、E-7IIシリーズ、PRONAシリーズ、テルミールシリーズ、メイバランスシリーズ、リカバリーシリーズ、サンエットK2
消化態栄養剤	医薬品：ツインラインNF配合経腸用液 食品：ペプタメンシリーズ、ハイネックスイーゲルシリーズ、ペプチーノ
成分栄養剤	医薬品：エレンタール、ヘパンED

Memo

口腔ケア

口腔ケア

1 観察のポイント

■全身状態の確認

1. バイタルサイン	血圧, 脈拍, 体温, 呼吸数, 意識レベルを確認. 意識レベルが低下している場合, 誤嚥予防のために必ず吸引しながら実施する
2. 感染症の有無	B型肝炎, C型肝炎, メチシリン耐性黄色ブドウ球菌 (MRSA) 感染症などの有無を確認
3. 出血傾向とその服薬	抗凝固薬, 抗血小板薬の服用有無を確認
4. 栄養状態	経口摂取の可否, 食形態などを確認. 経口摂取ができていない, 軟らかい食事をとっている患者は, 自浄作用が低下していることが多い
5. 認知機能	認知機能障害 (失語・失認・失行・実行機能障害) の有無を確認
6. ADL	坐位や立位が可能であるか, 加えて上肢・手指機能などを確認
7. 口腔ケアの自立度	洗口の可否, 義歯の着脱の自立度を確認
8. 血液検査データ	とくに白血球数, 血小板数などを確認. 血小板数20000/μL以下の場合は注意する. また, 好中球数が500/μL以下の場合は易感染傾向にあり, わずかな刺激による局所感染から菌血症を生じ敗血症に至ることがある

■出血傾向を示す疾患 (状態) と検査所見

疾患 (状態)	検査所見
再生不良性貧血, 急性白血病, 腫瘍の骨髄転移, がんの化学療法, 特発性血小板減少性紫斑病	血小板数減少
肝硬変	血小板数減少, PTまたはAPTT延長
ビタミンK欠乏症	PTおよびAPTT延長
抗凝固薬投与	
播種性血管内凝固症候群 (DIC)	血小板数減少, PTおよびAPTT延長
抗血小板薬投与	出血時間延長, 血小板数正常
腎不全	血小板数正常, PTおよびAPTT正常

PT：prothrombin time プロトロンビン時間
APTT：activated partial thromboplastin time 活性化部分トロンボプラスチン時間
DIC：disseminated intravascular coagulation 播種性血管内凝固症候群

(河合陽子：出血傾向, 臨床検査のガイドライン2005/2006−症候編・疾患編・検査編 (日本臨床検査学会包括医療検討委員会編), p.90-96, 日本臨床検査学会, 2005を参考に作成)

■口腔内の観察

1. 残存歯の状態	残存歯の本数，動揺歯の有無，歯牙鋭縁（歯が鋭くとがっている状態），残根歯の有無，歯垢（プラーク）・歯石の付着状態など
2. 歯肉の状態	歯肉の発赤・腫脹の有無（発赤・腫脹は歯肉炎を疑う所見）
3. 口腔粘膜	舌苔の付着や白苔の有無，口内炎の有無，口蓋への痰などの付着
4. 咽頭後壁	唾液や痰の付着（乾燥して強く付着している場合もある）

■口腔内の不潔域

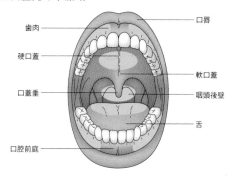

歯肉

硬口蓋

口蓋垂

口腔前庭

口唇

軟口蓋

咽頭後壁

舌

部分はとくに注意して観察する

（落合慈之監：リハビリテーションビジュアルブック 第2版．p.424，Gakken，2016を改変）

Memo

② ケアのポイント

■ポジショニング

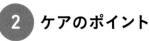

`ベッド上`

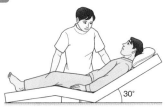

30°

●ヘッドアップができない場合

`坐位`

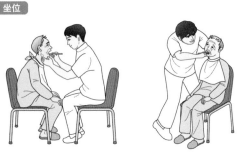

(落合慈之監:リハビリテーションビジュアルブック 第2版, p.424, Gakken, 2016)

■義歯の外し方

全部床義歯（総入れ歯）の場合

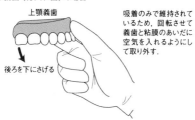

上顎義歯

後ろを下にさげる

吸着のみで維持されているため，回転させて義歯と粘膜のあいだに空気を入れるようにして取り外す．

（落合慈之：監：リハビリテーションビジュアルブック 第2版．p.426，Gakken，2016）

部分床義歯（部分入れ歯）の場合

上顎義歯の場合

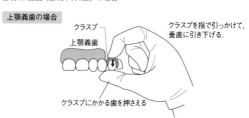

クラスプ

上顎義歯

クラスプにかかる歯を押さえる

クラスプを指で引っかけて，垂直に引き下げる．

下顎義歯の場合

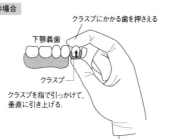

クラスプにかかる歯を押さえる

下顎義歯

クラスプ

クラスプを指で引っかけて，垂直に引き上げる．

（落合慈之：監：リハビリテーションビジュアルブック 第2版．p.426，Gakken，2016）

■歯ブラシの使い方

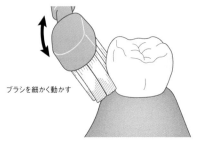

ブラシを細かく動かす

（渡邊 裕：口腔ケアの疑問解決Q＆A．p.143，Gakken，2013）

■デンタルフロス・歯間ブラシの使い方

デンタルフロス

歯間ブラシ

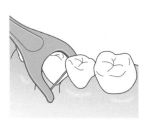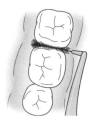

デンタルフロス：①のこぎりを引くようにスライドさせながら挿入する．
　　　　　　　　②歯の表面をこすりながら上下に数回動かす．

歯間ブラシ：①ゆっくりとブラシ部分を挿入する．
　　　　　　②ブラシは歯と平行にして，前後に数回動かす．

（渡邊 裕：口腔ケアの疑問解決Q＆A．p.144，Gakken，2013）

■スポンジブラシなどによる粘膜の清拭方法

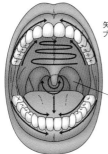

矢印の方向に向かって
ブラシを動かす.

咽頭部の唾液や痰の除去
※付着物が乾燥し除去が難しい場合は,保湿剤を併用し,専用のブラシ(くるリーナブラシなど)でからめ取る

(落合慈之監:リハビリテーションビジュアルブック 第2版,p.425,Gakken,2016)

■K-point刺激による開口

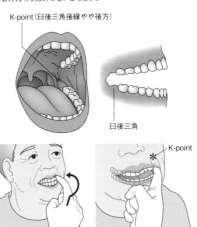

K-point(臼後三角後縁やや後方)

臼後三角

K-point

人差し指を歯に沿って,奥側に挿入し,K-pointを刺激すると開口しやすくなる.

参考文献

1) 稲川利光編：摂食嚥下ビジュアルリハビリテーション．Gakken，2017
2) 落合慈之監：脳神経疾患ビジュアルブック．Gakken，2009
3) 植松宏ほか：II編 摂食・嚥下障害の評価法－VFを利用しない摂食・嚥下障害の評価法．わかる！摂食・嚥下リハビリテーション1巻　評価法と対処法．医歯薬出版，2005
4) 落合慈之監・稲川利光編：リハビリテーションビジュアルブック　第2版．Gakken，2016
5) 日本摂食嚥下リハビリテーション学会医療検討委員会：訓練法のまとめ（2014版）．日本摂食嚥下リハビリテーション学会誌　18（1）：55-89，2014

Memo

Index

摂食嚥下ポケットブック mini

2023 年 10 月 10 日　初 版　第 1 刷発行

監　修	稲川　利光（いながわ　としみつ）
発行人	土屋　徹
編集人	小袋　朋子
発行所	株式会社Gakken
	〒 141-8416 東京都品川区西五反田 2-11-8
印刷・製本	凸版印刷株式会社

●この本に関する各種お問い合わせ先
本の内容については，下記サイトのお問い合わせフォームよりお願いします．
https://www.corp-gakken.co.jp/contact/
在庫については　Tel 03-6431-1234（営業）
不良品（落丁，乱丁）については　Tel 0570-000577
　学研業務センター　〒 354-0045 埼玉県入間郡三芳町上富 279-1
上記以外のお問い合わせは　Tel 0570-056-710（学研グループ総合案内）

本書に記載されている内容は，出版時の最新情報に基づくとともに，臨床例をもとに正確かつ普遍化すべく，著者，編者，監修者，編集委員ならびに出版社それぞれが最善の努力をしております．しかし，本書の記載内容によりトラブルや損害，不測の事故等が生じた場合，著者，編者，監修者，編集委員ならびに出版社は，その責を負いかねます．
また，本書に記載されている医薬品や機器等の使用にあたっては，常に最新の各々の添付文書（電子添文）や取り扱い説明書を参照のうえ，適応や使用方法等をご確認ください．

株式会社Gakken

学研グループの書籍・雑誌についての新刊情報・詳細情報は，下記をご覧ください．
学研出版サイト　https://hon.gakken.jp/

9784055100359

1923047017000

ISBN978-4-05-510035-9

C3047 ¥1700E

Conte

あなたに必要な情報をすべて詰め込みました！